JN409711

본 책의 일부 또는 전부를 무단으로 복사 · 복제하는 행위, 전재 · 인터넷 등에 게재하는 행위는 저작자 및 출판사의 권리가 침해되는 불법 행위에 해당됩니다. 따라서 이러한 불법 행위를 한 경우에는 저작권법에 따라 손해 배상 청구 등의 대응이 취해지게 되는 바 각별히 유의하시기 바랍니다.

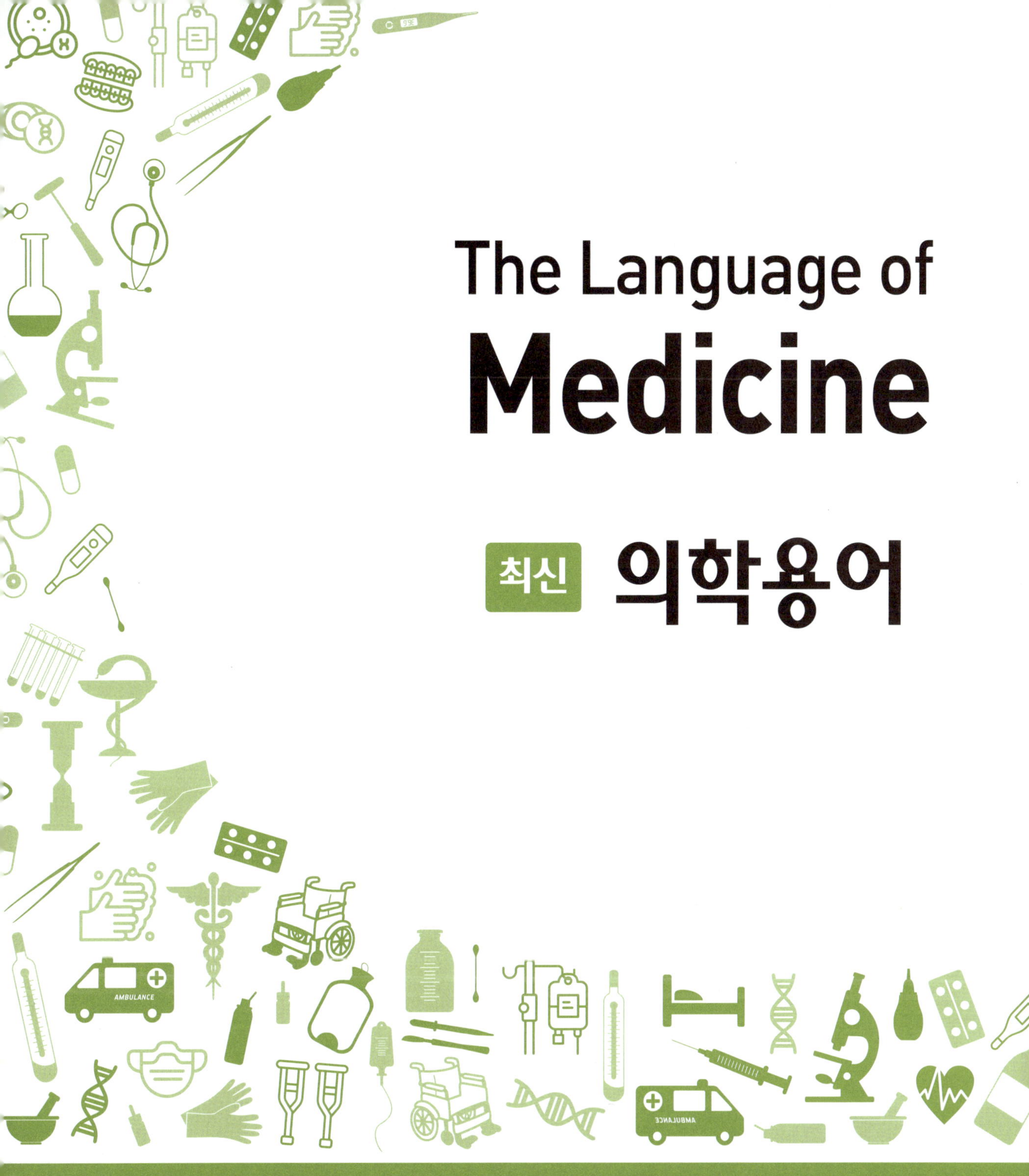

The Language of Medicine

최신 의학용어

The Language of
의 학 용 어
Medicine

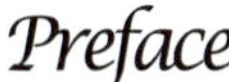

머 | 리 | 말

의학용어는 간호계열 학생들이 관련 분야를 습득하기 전 알아야 할 필수적인 학습과정으로 용어의 단순 암기가 강조되고 있는 학생들에게는 짧은 기간 동안 터득해야 하는 힘든 과목이다.

의학용어는 그 기원이 그리스어와 라틴어에서 파생되어 현대의학의 기초가 되었고, 대부분의 의학용어는 접두사, 어근, 접미사로 구성되어 있다. 각각의 의학용어는 작은 조각들로 이루어져 있지만 이 조각들은 다른 용어에서도 다른 조합을 이루어 활용될 수 있다. 의학용어를 공부하는데 있어 가장 먼저 해야 할 일은 용어를 성분별로 분해하여 분석하는 능력을 배양하는 것이다.

이에 의학용어를 임상경험이 없는 학생들에게 막연한 암기 위주의 학습방법에서 벗어나 좀 더 효율적이면서 흥미를 가지고 체계적인 학습이 될 수 있도록 본서를 다음과 같은 구성으로 편집하였다.

첫째 병원 내의 각 공간의 명칭, 간호 직종의 명칭, 각 진료과 명칭, 흔히 사용되는 병원 물품 및 일상용어

둘째 수술, 검사, 투약, 기록 관련 의학용어

셋째 신체 각 기관별 접두사와 접미사, 어근 중심의 주요 결합형 의학용어

넷째 각 신체 기관의 해부 · 병리학적 상황을 보다 포괄적으로 이해하는데 도움이 되는 질병의 증상, 진단, 수술처치 의학용어

다섯째 임상병리학, 방사선학, 약리학, 종양학 등의 주요 의학용어

의학용어의 범위가 매우 광범위해서 이 책에 모두 실을 수는 없지만 임상현장에서 빈도 높게 이용되는 용어들을 최대한 포함시키도록 노력하였다.

끝으로 본 교재가 여러분들의 학습에 훌륭한 길잡이가 될 것을 확신하며, 자신의 직업과 미래를 위해 노력 · 정진하는데 밑거름이 되었으면 한다.

2026년 1월

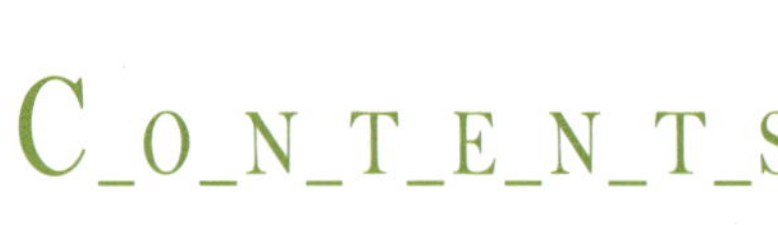

의학용어

01 병원 실무 의학용어 | 7

목차

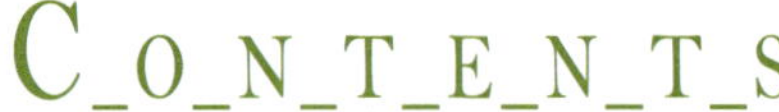
C_O_N_T_E_N_T_S

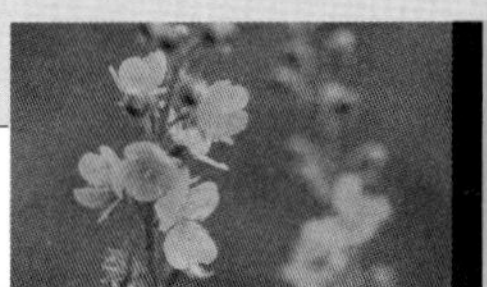

1 병원 실무 의학용어

단원학습 목표

이 단원에서는 병원에서 실무적으로 자주 사용되고 있는 의학용어를 중심으로 세부적으로 분류하여 각 질환계별, 중요업무별, 접두사 · 접미사별, 어근별로 그 의미에 대하여 학습하도록 한다.

The Language of
의 학 용 어
Medicine

UNIT 명칭

01

병원에 있는 각 부서, 공간의 명칭들은 약어 및 의학용어 등을 주로 사용하게 되는데, 이에 관련된 UNIT 명칭들을 구체적으로 살펴보면 다음과 같다.

Full Name(Term)	약어	뜻
Coronary Care Unit	CCU	심장 동맥집중치료실
Delivery Room	DR	분만실
Emergency Room	ER	응급실
Intensive Care Unit	ICU	중환자실, 집중치료실
Laboratory	Lab.	검사실
Medical Intensive Care Unit	MICU	내과계 중환자실
Neonatal Intensive Care Unit	NICU	신생아 중환자실
Nursery		신생아실
Neuro Intensive Care Unit	NCU	신경계 중환자실
Operating Room	OR	수술실
OutPaticnt Clinic	OPC	외래진큐소
Recovery Room	RR	회복실
Surgical Intensive Care Unit	SICU	외과계 중환자실

Memo

02 Nurse 명칭

병원의 임상현장에서 사용되는 간호 관련 직종의 명칭 및 간호사에 관련한 용어들을 구체적으로 살펴보면 다음과 같다.

Full Name(Term)	약어	뜻
Assistant Nurse	**NA / AN**	간호조무사
Charge Nurse	**CN**	책임간호사
Head Nurse	**HN**	수간호사
Registered Nurse	**RN**	등록간호사
School Nurse		보건교사
Staff Nurse		일반간호사
Student Nurse	**SN**	간호학생, 간호실습생
Supervisor		감독
Visiting Nurse		방문간호사

Memo

진료과별 명칭

03

병원 내 각 진료과의 명칭에는 여러 가지 다양한 용어들이 사용되고 있다. 이에 관련하여 사용되는 용어들을 구체적으로 살펴보면 다음과 같다.

Full Name(Term)	약어	뜻
Anesthesiology	**AN**	마취과
Thoracic Surgery	**TS**	흉부외과
Clinical Pathology	**CP**	임상병리과
Dermatology	**DR(Derma)**	피부과
Ear, Nose & Throat	**ENT**	이비인후과
Family Medicine	**FM**	가정의학과
General Surgery	**GS**	일반외과
Internal Medicine	**IM, Med**	내과
Neurology	**NU**	신경과
Neuropsychiatry	**NP**	신경정신과
Neuro Surgery	**NS**	신경외과
Obstetrics & Gynecology	**OBGY**	산부인과
Oncology		종양학과
Ophthalmology	**Oph, Opt**	안과
Orthopedics		정형외과
Pediatrics	**Ped**	소아과
Plastic Surgery	**PS**	성형외과
Psychiatry	**PC**	정신과
Radiology		방사선과

Full Name(Term)	약어	뜻
Rehabilitation Medicine	**RM**	재활의학과
Urology	**URO**	비뇨기과

Memo

흔히 사용되는 병원 물품 명칭

04

임상현장 및 병원에서 처치, 투약 등에서 흔히 사용하는 물품의 명칭 등에 관련한 용어들을 구체적으로 살펴보면 다음과 같다.

Full Name(Term)	약어	뜻
cotton ball		솜(뭉치)
elastic bandage		탄력붕대
forceps		집게, 겸자
forceps holder		겸자통
gauze		거즈
glove		장갑
Ⅳ pole		수액걸대
hemostatic forceps		지혈 겸자
mosquito forceps		작은 지혈 겸자
needle		바늘
sticking plaster		반창고
puspan		곡반
scissor		가위
syringe		주사기
tourniquet		지혈대
tray		쟁반

Memo

05 기타 병원에서 사용하는 일상용어

임상현장 및 병원에서 흔히 사용되는 일상적인 용어에 관련된 내용들을 구체적으로 살펴보면 다음과 같다.

Full Name(Term)	약어	뜻
bed making		침상만들기
duty		근무
fluid		수액
fluid cont(connect)		수액연결
fluid mix		수액혼합
fluid remove		수액제거
Ⅳ side		혈관주입수액 옆으로
observation		관찰
reading		판독
rounding		순회

Memo

06 처치 관련 용어

수술기록지 및 처치관련 용어와 약어, 처치, 마취명, 처치실 사용용어에 관련하여 사용되는 각종 용어들을 구체적으로 살펴보면 다음과 같다.

Full Name(Term)	약어	뜻
above the knee amputation	AKA	무릎위 절단
amputation		절단
anesthesia		마취
below the knee amputation	BKA	무릎아래절단
circulating nurse		순회간호사
closed reduction		폐쇄정복
excision		절제
general anesthesia	G/A	전신마취
incision		절개
intubation		삽관
liver biopsy		간생검
liver transplantation	LT	간이식
Incision & Drainage	I & D	절개와 배농
local anesthesia	L/A	국소마취
Operator		집도의
operating Room	OR	수술실
operation	OP	수술
preoperative care	pre op'	수술 전 간호
postoperative care	post op'	수술 후 간호

Full Name(Term)	약어	뜻
Recovery Room	**RR**	회복실
scrub nurse		소득간호사
skin graft		피부이식
skin preparation	**skin prep'**	피부준비
soaking		담그기
spinal anesthesia	**S/A**	경막 외 마취
surgeon		외과의
suture		봉합
transplantation		이식

Memo

검사관련 용어

07

병원에서 일반적으로 행해지는 검사의 종류에는 여러 가지 다양한 용어들이 사용되고 있다. 이에 관련한 용어들을 구체적으로 살펴보면 다음과 같다.

Full Name(Term)	약어	뜻
antibody	Ab	항체
antigen	Ag	항원
arterial blood gas analysis	ABGA	동맥혈 기체분석
chest Posterior Anterior	chest PA(AP)	흉부방사선 촬영
complete blood count	CBC	전혈검사
erythrocyte sedimentation rate	ESR	적혈구 침강속도
hemoglobin	Hb	혈색소
Human Chorionic Gonadotrophic Hormone	HCG	융모성선자극호르몬
hematocrit	Hct	적혈구용적
liver function test	LFT	간기능검사
papanicolaou smear	Pap smear	세포진 검사
positron emission tomography	PET	양전자 단층촬영술
red blood cell	RBC	적혈구
renal function test	RFT	신장기능검사
simple abdomen Erect/Supine (선자세, 누운자세)	simple abd. E/S	복부방사선 촬영
Urine Analysis	UA	뇨검사
Venereal Disease Research Laboratories	VDRL	매독진단검사
White Blood Cell	WBC	백혈구

08 투약관련 용어

투약과 관련된 용어 및 약어와 투약 경로 및 방법에 대하여 사용되는 용어들을 중심으로 구체적으로 살펴보면 다음과 같다.

Full Name(Term)	약어	뜻
auris dexter	**AD**	오른쪽 귀
auris sinister	**AS**	왼쪽 귀
bis in die	**bid**	하루 두 번
capsule	**cap**	캡슐
hour of sleep	**hs**	취침 시
intra cutaneous(dermal)	**IC**	피내의
intramuscular	**IM**	근육내의
intravenous	**IV**	정맥내의
oculus dexter	**OD**	오른쪽 눈
oculus sinister	**OS**	왼쪽 눈
per os	**po**	경구
pro re nata	**prn**	필요 시
quaque die	**qd**	매일, 하루 한 번
quaque hor	**qh**	매 시간
quarter in die	**qid**	하루 네 번
statim	**stat**	즉시
subcutaneous	**SC**	피하의
sublingual	**SL**	설하의
tablet	**tab**	정제

Full Name(Term)	약어	뜻
telephone order	**T/O**	전화상 처방
ter in die	**tid**	하루 세 번
unit	**Ū**	단위
verbal order	**V/O**	구두처방

Memo

09 기록 관련 용어

흔히 사용되는 진단명 및 임상기록지에 자주 사용되는 용어와 관련되어 임상 및 병원에서 주로 쓰이는 용어들을 구체적으로 살펴보면 다음과 같다.

Full Name(Term)	약어	뜻
abrasion		찰과상
absolute bed rest	ABR	절대안정
abscess		농양
acne		여드름
activities of daily living	ADL	일상생활동작
admission	Adm.	입원
ante meridiem	AM	오전
anxiety		불안(정신상태)
artery, ampule, axillary, apical	A	동맥, 앰플, 액와, 심첨
bed rest		안정
bed sore		욕창
biopsy		생검
blister		수포
bloody		혈액이 나오는
burning sensation		타는 듯한 느낌
blood pressure	BP	혈압
blood sugar test	BST	혈당검사
body temperature	BT	체온
calories		칼로리

Full Name(Term)	약어	뜻
chief complain	c/c	주호소
cloudy		혼탁한
cold and moisture		차고 축축한
coma		혼수
continued		지속적인
cooperative		잘 협조함
death on arrival	DOA	도착 시 사망
dextrose in water	DW	포도당
differential diagnosis	DD	감별진단
diagnosis	Dx	진단명
discontinue	D/C	중단, 정지
discharge		퇴원
disturbed		잘 못 잠
drowsy		기면
dry		건조한(피부상태) skin condition
dull		둔한
edema		부종
family history	F. Hx.	가족력
fasting blood sugar	FBS	공복 시 혈당
flushed		붉어짐
general practitioner	GP	일반의
height	ht.	신장
hour	hr.	시간
improved		좋아진, 개선된

Full Name(Term)	약어	뜻
intake and output	I & O	섭취와 배설
intermittent		간헐적인
laceration		열상
large		많음
last menstrual period	LMP	최종월경주기
Left	Lt.	좌측
level of consciousness	LOC	의식수준
mid day	MD	정오
mid night	MN	자정
minitue	min.	분
moderate		보통
oozing		스며나옴
pale		창백함
past history	P. Hx.	과거력
patient	pt.	환자
poor		나쁨
post meridiem	PM	오후
pre menstrual syndrome	PMS	월경 전 증후군
pulse rate	P.R.	맥박수
heart rate	H.R.	심박수
radiating		뻗치는, 방사되는
rash		발진
respiration rate	R.R.	호흡 = respiration
Right	Rt.	우측

Full Name(Term)	약어	뜻
scar		흉터
severe		심한
sharp		예리한
sign	**Sx.**	증상
sips of water	**sow**	물을 조금 마시는 것
slight		경한(통증) pain
small		소량(분비물)
solution	**sol.**	용액의
treatment	**Tx.**	치료
traffic accident	**TA**	교통사고
unchanged		변화 없음
uncooperative		협조하지 않음
vein, vial	**V**	정맥, 바이알
very little		조금 잠(수면)
vital sign	**v/s**	활력징후
weight	**wt.**	제중
well		잘 잤음(수면)
within normal limit	**WNL**	정상범위 내
year	**yr.**	년

Memo

10 SUFFIXES(접미사)

접미사는 단어의 끝부분에 위치하여 공통의 의미를 전달하는 작용을 하는데, 이와 관련하여 병원에서 사용되는 용어들을 구체적으로 살펴보면 다음과 같다.

(1) Suffixes of Pathological Condition(병적 상태의 접미사)

suffix	meaning	우리말	example	
-iasis	morbid condition	병적 상태	lithiasis	결석증
-ism	condition	-의 상태, 증세, 질환	cryptorchidism	고환정체
-itis	inflammation	염증	gastritis	위염
-lysis	destruction	파괴	hemolysis	용혈
-mania	madness	광기	megalomania	과대망상증
-oma	tumor	종양	encephaloma	뇌종양
-osis	condition of	-의 상태, 증세, 질환	cyanosis	청색증
-plasm	growth	성장	neoplasm	신생물

(2) Suffixes of Symptom and Sign(증상과 증후의 접미사)

suffix	meaning	우리말	example	
-algia	pain	통증	dentalgia	치통
-dynia	pain	통증	gastrodynia	위통증
-genesis	development, formation	형성, 발생	pathogenesis	발병학
-oid	resembling, like	유사한, 닮은	lipoid	지방성의
-opia	vision	시각	diplopia	복시
-penia	decrease, not enough	부족, 결핍	erythrocytopenia	적혈구 감소
-plegia	paralysis	마비	hemiplegia	편마비
-rrhagia	hemorrhage	출혈	hepatorrhagia	간출혈
-rrhea	flow	유출	rhinorrhea	비루

-staxis	bleeding	출혈	epistaxis	코피

(3) Suffixes of Therapy and Operation(치료와 수술의 접미사)

suffix	meaning	우리말	example	
-desis	fusion	결합	arthrodesis	관찰고정술
-ectomy	excision of	절제	gastrectomy	위절제
-rrhaphy	suture	봉합	ureterorrhaphy	요관봉합술
-stomy	forming a new opening~	개구(누공)술	tracheostomy	기관절개술
-tomy	incision into	절개	duodenotomy	십이지장절개

(4) Suffixes of Diagnosis and Examining(진단과 검사의 접미사)

suffix	meaning	우리말	example	
-meter	measuring instrument	측정기	pelvimeter	골반계측기
-metry	measuring	측정법	pelvimetry	골반측정
-scope	examining instrument	검사기	gastroscope	위내시경
-scopy	examining	검사법	gastroscopy	위경검사법

Memo

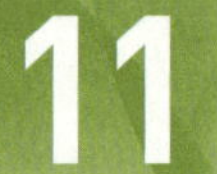

11 PREFIXES(접두사)

접두사는 단어의 앞부분에 위치하여 공통의 의미를 전달하는 작용을 하는데, 접두사와 관련하여 병원에서 사용되는 용어들을 살펴보면 다음과 같다.

(1) Prefixes of Affirmative(Same) and Negative(Opposition) (긍정과 부정, 동일과 반대의 접두사)

prefix	meaning	우리말	example	
a-, an-	without	없음	apnea	무호흡
anti-, contra-	against	-에 항거해서	antibiotics, contraceptive	항생제 피임제
con-	with	-와 더불어	congenital	선천
dis-	free from, not	부정	disinfectant	소독, 소독제
dys-	painful	고통스러운	dyspepsia	소화불량
in-	not	부정	insomnia	불면증
iso-	equal	대등한	isocoria	양안동공동등
syn-	together	함께	syndrome	증후군

(2) Prefixes of Location and Place(방향과 장소의 접두사)

prefix	meaning	우리말	example	
ab-	away from	외전의	abduction	벌림, 외전
ad-	toward	내전의	adduction	모음, 내전
circum-	around	주위의	circumcision	포경수술
de-	down from	강하, 탈출	decalcification	탈회
dia-	through	-을 통해서	diarrhea	설사
en-	in, inside	-내의	encephalocele	뇌류, 뇌탈출
epi-	upon, over	-의 위의	epigastric	명치, 상복부
ex-	out from	-의 밖의	excretion	배설

extra-	outside of	–밖에	extrauterine	자궁외, 자궁밖
infra-	under, below	–의 아래	infrasternal	흉골하의
inter-	between	사이의	intercostal	갈비 사이, 늑간
intra-	within	–의 내의	intravenous	정맥내
para-	around, near	–의 주위의	paracolpitis	질주위조직염
per-	through	–을 통해서	perforation	천공, 뚫림, 관통
peri-	around	–의 주위의	peritonsillar	편도주위
sub-	under	–의 아래의	subaural	귀밑
supra-	above	보다 위의	suprapubic	두덩위-, 치골상
trans-	across	–의 건너편	transfusion	수혈

(3) Prefixes of Time and Speed(시간과 속도의 접두사)

prefix	meaning	우리말	example	
ante-	before, forward	앞, 전(前)	anterior	앞 –, 전방
brady-	slow	느린	bradycardia	느린 맥, 서맥
post-	behind, after	뒤, 후(後)	postcibal	식후
pre-	before, in front of	앞, 전(前)	prenatal	출생전
pro-	before	앞, 전	prognosis	예후
tachy-	fast	빠른	tachycardia	빈맥, 빠른 맥

(4) Prefixes of Number, Quantity and Degree(수와 양, 정도의 접두사)

prefix	meaning	우리말	example	
bi-	two	둘	bicuspid	이첨-, 작은 어금니
hemi-	half	–의 반	hemiplegia	편마비, 반신마비
hyper-	over	정상 이상	hypertrophy	비대
hypo-	under	정상 이하	hypoglycemia	저혈당
macro-	large	큰	macrocephalus	큰머리증, 큰두개증

mono-	one	하나	mononuclear	단핵(구)-
multi-	many	많은	multiarticular	다발성관절성
oligo-	little, scanty	과소, 결핍	oligocythemia	혈구감소증
poly-	many	많은	polyuria	다뇨증
semi-	half, partial	-의 반	semiconscious	반의식-
tetra-, quadri-	four	넷	tetraplegia, quadriceps	사지마비, 네갈래-, 사두-
tri-	three	셋	triceps	세갈래근, 삼두근
uni-	one	하나	unicellular	단세포

Memo

WORD ROOTS(어근)

12

어근은 단어의 중심의미가 되는 것으로써, 어근과 관련하여 병원에서 사용되는 용어들을 구체적으로 살펴보면 다음과 같다.

(1) Word Roots of Digestive System(소화기계의 어근)

word root	meaning	우리말	example	
abdomin/o	abdome	복부	abdominal	배-, 복부-
chol/e	bile, gall	담즙	cholecystitis	쓸개염, 담낭염
col/o	colon	결장, 대장	colitis	대장염, 결장염
dent/o	tooth	치아	dentalgia	치통
duoden/o	duodenum	십이지장	duodenitis	십이지장염
enter/o	intestine	내장, 소장	enterocele	탈장, 후부질탈출
esophag/o	esophagus	식도	esophagogastroscopy	식도위내시경검사
gastr/o	stomach	위장	gastritis	위염
gingiv/o	gums	치육	gingivitis	잇몸염, 치은염
gloss/o	tongue	혀	glossoplegia	혀마비
glyc/o	sugar	당	hyperglycemia	고혈당
hepat/o	liver	간	hepatitis	간염
ile/o	ileum	회장	ileoproctostomy	회장직장 연결(술)
lip/o	fat	지방	lipoid	지질(성)-, 유사지질-
jejun/o	jejunum	공장	jejunoileostomy	공장회장연결(술)
lapar/o	abominal wall	복벽	laparotomy	개복술
or/o	mouth	입	oronasal	입코-
pancreat/o	pancreas	췌장	pancreatectomy	이자절제(술), 췌장절제(술)
peps/o, peps/ia	digestion	소화	dyspepsia	소화불량

phag/o	eat	먹다	phagocytosis	포식, 포식작용
pharyng/o	pharynx	인두	pharyngitis	인두염
rect/o	rectum	직장	rectal	직장-, 곧창자-
stomat/o	mouth	입	stomatitis	구내염, 입안염

(2) Word Roots of Musculoskeletal System(근골격계의 어근)

word root	meaning	우리말	example	
acr/o	extremities	사지	acromegaly	말단비대(증)
acromi/o	acromion	견봉	acromionectomy	견봉절제(술)
ankyl/o	stiffness	굳음	ankylosis	관절강직, 관절굳음
arthr/o	joint	관절	arthritis	관절염
calcane/o	calcaneous	종골	calcaneal	발꿈치뼈, 종골-
cephal/o	head	머리	cephalalgia	두통
chondr/o	cartilage	연골	chondritis	연골염
cost/o	rib	늑골	intercostal	늑간-, 갈비사이-
crani/o	cranium	두개골	craniotomy	개두(술), 머리뼈절개(술)
humer/o	humerus	상완골	humeral head	상완골두
ischi/o	ischium	좌골	ischiopubic	좌골치골-, 궁둥두덩-
lumb/o	loin	허리, 요부	lumbar	허리, 요부, 요추
malac/o	soft	연화	osteomalacia	골연화증, 뼈연화증
my/o	muscle	근육	myospasm	근(육)연축
myel/o	spinal cord	골수, 척수	myeloblast	골수모세포, 골수모구, 뼈속질모세포
oste/o	bone	뼈	osteoma	골종, 뼈종
pelv/i	pelvis	골반	pelvimetry	골반측정법
pub/o	pubis	치골	pubic	치골-, 두덩(뼈)-, 두덩부위
ten/o	tendon	건	tenoplasty	건성형(술), 힘줄성형(술)

(3) Word Roots of Integumentary System(외피계의 어근)

word root	meaning	우리말	example	
dermat/o, derm/o	skin	피부	dermatosis	피부병
onych/o	nail	손톱, 발톱	onychocryptosis	감입발톱

(4) Word Roots of Nervous System(신경계의 어근)

word root	meaning	우리말	example	
algesia	abnormal sensitivity	통각예민	analgesia	진통, 무통증
cerebr/o	cerebrum	뇌	cerebrospinal	뇌척수-, 대뇌척수-
mening/o	meninges	수막	meningitis	수막염
neur/o	nerve	신경	neurofibroma	신경섬유증
phas/o	speech	언어	aphasia	실어증, 언어상실증
psych/o	mind	정신	psychoneurosis	정신신경증
schiz/o	split	찢다	schizophrenia	정신분열증
somat/o	body	신체	somatomegaly	거인증

(5) Word Roots of Cardiovascular System(심장혈관계의 어근)

word root	meaning	우리말	example	
angi/o	vessel	혈관	angiosclerosis	혈관강화
arteri/o	artery	동맥	arteriosclerosis	동맥경화(증)
cardi/o	heart	심장	cardialgia	심장통, 속쓰림
hem/o, hemat/o	blood	혈액	hematology	혈액학
phleb/o	veins	정맥	phlebitis	정맥염
scler/o	tough, hard	경화	arteriosclerosis	동맥경화(증)
ser/o	serum	혈청	pneumoserothorax	수기흉장액기흉
splen/o	spleen	비장	splenomegaly	비장비대, 지라비대
thromb/o	thrombus	혈전	thrombosis	혈전증

vas/o	vessel	혈관	vasoconstriction	혈관수축
ven/o	vein	정맥	venectasia	정맥확장(증)

(6) Word Roots of Respiratory System(호흡기계의 어근)

word root	meaning	우리말	example	
laryng/o	larynx	후두	laryngitis	후두염
nas/o	nose	코	nasopharyngitis	코인두염
pleur/o	pleura	흉막	pleuritis	흉막염, 가슴막염
pne/o	air, breath	공기, 호흡	dyspnea	호흡곤란
pneum/o, pnemon/o	air, lung	공기, 폐	pneumothorax, pneumonitis	기흉, 폐렴
rhin/o	nose	코	rhinitis	비염, 코염
thorac/o	thorax	흉부	thoracentesis	흉강천자
trache/o	trachea	기관	tracheostomy	기관절개(술)

(7) Word Roots of Genitourinary System(비뇨생식기계의 어근)

word root	meaning	우리말	example	
cervic/o	neck	경	cervicectomy	자궁경부절제(술), 자궁목절제(술)
cyst/o	bladder, sac	방광, 주머니	cystitis	방광염
hyster/o	uterus	자궁	hysteropexy	자궁고정(술)
men/o	menses	월경	menopause	폐경
nephr/o	kidney	신장	nephritis	신장염, 콩팥염
oophor/o	ovary	난소	oophorectomy	난소절제(술)
pyel/o	pelvis of the kidney	신우	pyeloplasty	신우성형(술), 깔대기성형(술)
ren/o	kidney	신장	renal failure	신부전, 콩팥기능상실
salping/o	fallopian tube	난관	salpingectomy	난관절제(술)
ur/o	urine	오줌	polyuria	다뇨

ureter/o	ureter	요관	ureterolithotomy	요관결석제거(술), 요관돌제거(술)
urethr/o	urethra	요도	urethrotomy	요도절개(술)

(8) Word Roots of Sense Organ(감각계의 어근)

word root	meaning	우리말	example	
core/o, cor/o	pupil	동공	corectopia	동공편위
ophthalm/o	eye	눈	ophthalmoscope	검안경, 눈보개
opt/o, ocul/o	eye	눈	optic nerve	시(각)신경
ot/o	ear	귀	otodynia	이통

(9) Miscellaneous(기타)

word root	meaning	우리말	example	
aer/o	air	공기	aerophobia	공기공포(증)
bi/o	life	생명	biology	생물학
carcin/o	malignancy	악성	carcinoma	암종
chem/o	chemistry	화학	chemotherapeutic	화학요법-
cyan/o	blue	파란	cyanosis	청색증
cyt/o	cell	세포	cytology	세포학, 세포검사
centesis	puncture	천자	abdominocentesis	복강천자
ect/o	outer side	외부	ectoderm	외배엽
electr/o	electrical	전기의	electrocardiogram	심전도
end/o	inner side	내부	endocarditis	심(장)내막염
fibr/o	fiber	섬유	fibrosis	섬유증, 섬유화
hom/o	same	똑같은	homosexual	동성애-, 동성애자
hydr/o	water	물	hydrocephalus	수두증, 물뇌증
lys/o	destruction	파괴	hemolysis	용혈
melan/o	black	검은	melanoma	흑색종, 멜라닌종

path/o	disease	질병	pathology	병리학, 병리
phot/o	light	일광	phototherapy	광선요법
plast/o	repair	수선(형성술)	arthroplasty	관절성형(술)
pseud/o	false	가성	pseudocyesis	가임신, 거짓임신
tox/o	poison	독	antitoxin	항독소
troph/o	development	발육	hypertrophy	비대

Memo

13

DIGESTIVE SYSTEM(소화계)

소화계는 구강에서 항문까지 말하며 소화계의 주요기능은 소화, 흡수, 배설이다. 이와 관련한 주요용어들을 구체적으로 살펴보면 다음과 같다.

1. DIAGNOSTIC TERMS(진단용어)

adenoiditis	아데노이드염, 인두편도염
anal fistula	항문루, 치루
appendicitis	충수돌기염
ascites	복수
cholangitis	담관염
cholecystitis	담낭염
cholelithiasis	담석증
cleft lip	구순열
cleft palate	구개파열
colitis	대장염, 결장염
dental caries	충치, 치아우식증
diabetes mellitus	당뇨병
diverticulitis	게실염
duodenitis	십이지장염
enteritis	장염
enterocolitis	소장결장염
esophageal varices	식도 정맥류
gallstone	담석증
gastritis	위염
gastroduodenitis	위십이지장염

gastroenteritis	위장염
gastroptosis	위하수증
glossitis	설염
hemorrhoid	치핵, 치질
hepatitis	간염
viral hepatitis	간염 바이러스
hepatitis A (infectious hepatitis)	A형 간염
hepatitis B (serum hepatitis)	B형 간염
hepatitis C	C형 간염
hernia	탈장
ileitis	회장염
ileus	장폐색증
intussusception	장중첩증, 장중적증
irritable bowel syndrome	과민성 장증후군
jaundice	황달
liver cirrhosis	간경화증
melena	흑색변
pancreatitis	췌장염
periodontal disease	치주질환
peritonsillar abscess	편도 주위 농양
pharyngitis	인두염
tonsillitis	편도염
ulcer	궤양
gastric ulcer	위궤양
duodenal ulcer	십이지장궤양

peptic ulcer	소화성궤양
ulcerative colitis	궤양성 결장염
toxic hepatitis	독성 간염

2. SURGICAL TERMS(수술용어)

adenotonsillectomy	아데노이드 편도절제술
anastomosis	문합(술), 연결(술)
appendectomy	충수돌기 절제술
cholecystectomy	담낭절제술
cholecystostomy	담낭조루술
colectomy	결장절제술
colostomy	결장루술
esophagectomy	식도절제술
esophagogastrostomy	식도위 문합술
esophagotomy	식도절개술
gastrectomy	위절제술
gastric lavage	위세척, 위세정
gastric feeding	위영양
gastroenterostomy	위소장연결술
gastrojejunostomy	위공장연결술
gastrostomy	위조루술
gastrotomy	위절개술
glossectomy	설절제술
hemorrhoidectomy	치핵 절제술
herniorrhaphy	헤르니아 봉합술
laparotomy, celiotomy	개복술

pancreatectomy	췌장 절제술
stomatoplasty	구내성형술
subtotal gastrectomy	위부분절제술
tonsillectomy	편도선절제술
total gastrectomy	위 전절제술
vagotomy	미주신경 절단술
Whipple's operation	휘플수술

3. STMPTOMATIC TERMS(증상용어)

anorexia	식욕부진
aphagia	연하불능
constipation	변비
diarrhea	설사
Dumping syndrome	덤핑증후군
dyspepsia	소화불량
dysphagia	연하곤란
glycosuria	당뇨
hematemesis	토혈
hemoperitoneum	복강내 출혈
hepatomegaly	간종대, 간비대
hyperglycemia	과혈당증
hypoglycemia	저혈당증
nausea	구역(嘔逆)

4. LABORATORY TERMS(검사용어)

barium enema	바륨관장
biopsy of liver	간의 생검

esophagoscopy	식도경검사
gastroscopy	위경검사
gastrofiberscope(GFS)	위내시경
liver function test	간기능검사
nasogastric intubation	비위관삽관
stool culture	변배양검사
upper gastrointestinal series(UGIS)	위장 조영 촬영
colonoscopy	대장경 검사

Memo

14 MUSCULOSKELETAL SYSTEM(근골격계)

근골격계는 뼈(Bone), 관절(Joint), 근육(Muscle)계를 일컫는 것으로,
이와 관련하여 사용되는 용어들을 구체적으로 살펴보면 다음과 같다.

1. DIAGNOSTIC TERMS(진단용어)

achondroplasia	연골 무 형성증
acromegaly	선단 거대증
adhesive capsulitis, Frozen shoulder	오십견, 유착성 관절낭염
amputation	절단
carpal tunnel syndrome(CTS)	팔목터널 증후군
closed fracture	폐쇄 골절
comminuted fracture	분쇄 골절
compound fracture	복합 골절
compression fracture	압박 골절, 축압 골절
cretinism	크레틴병
dislocation	탈구, 전위
fibroma	섬유종
fibrosarcoma	섬유 육종
fibrous dysplasia	섬유성 골이형성증
fracture	골절, 파쇄
ganglion	신경절
gouty arthritis	통풍성 관절염
acute hematogenous osteomyelitis	급성 혈행성 골수염
Tennis elbow	상완골 외상과염
kyphosis	척추 후만증
lipoma	지방종

lordosis	척추 전만증
macrodactyly	거대지
metastatic carcinoma	전이성 골암
open fracture	개방 골절
osteoarthritis(OA)	골관절염
osteomalasia	골연화증
osteoporosis	골 조송증, 골다공증
osteosarcoma	골육종
pathologic fracture	병적 골절
pes planus, flat foot	편평족
polydactyly	다지증
progressive muscular atrophy	진행성 근위축증
progressive muscular dystrophy	진행성 근이양증
pyogenic arthritis	화농성 관절염
rheumatoid arthritis	류마티스성 관절염
scoliosis	척추 측만증
simple fracture	단순 골절
spinal stenosis	척추관 협착증
spondylolisthesis	척추 전위증
spondylolysis	척추 분리증
syndactyly	합지증, 손가락 붙음증
torticollis, wry neck	사경
tuberculosis of spine, Pott's disease	척추 결핵

3. SYMTOMATIC TERMS(증상용어)

ankylosis, arthroclisis	강직, 관절 강직
arthralgia, arthrodynia	관절통

contracture	구축, 연축, 단축
cramp	경련
delayed union	지연 유합
lumbago	요통
malunion	부전 유합, 불량 유합
myalgia, myodynia	근육통
nonunion	유착 결여
ostealgia, osteodynia	골통
osteopathy	골병증
osteorrhagia	골출혈
phantom limb pain	환상지통증, 헛팔다리통증
rigidity(rigor)	경직, 경축
sprain	염전, 염좌
strain	좌상
tremor	진전, 떨림

4. SURGICAL TERMS(수술용어)

arthrectomy	관절 절제술
arthrodesis	관절 고정술
arthrolysis	관절 해리술
arthroplasty	관절 형성술
arthrotomy	관절 절개술
bone grafting	골 이식편, 골 이식술
capsuloplasty	관절낭 형성술
external fixation(E/F)	외부고정술
fasciectomy	근막 절제술

internal fixation(I/F)	내부고정술
meniscectomy	반월상 연골 절제술, 슬관절 반월연골 절제술
myorrhaphy	근 봉합술
Open Reduction Internal Fixation(OR & IF)	개방 절제 고정술
reduction of fracture	골절 정복
closed reduction	비관혈적 정복법, 폐쇄 정복
open reduction	관할적 정복법, 개방 정복
simple immobilization	단순 고정
tenorrhaphy	건 봉합술
total hip replacement(THR)	인공고관절 치환술
total knee replacement(TKR)	인공무릎 관절치환술

5. LABORATORY & SPECIAL PROCEDURE(검사 및 특수시술)

arthrography	관절도
arthroscopy	관절경 검사
electromyography	근전도
muscle biopsy	근육 생검

6. ABBREVIATION(기타 약어)

CRP	C reactive protein	C 반응성 단백
EMG	electromyography	근전도
ESR	erythrocyte sedimentation rate	적혈구 침강 속도
Fx.	fracture	골절
HNP	herniation of nucleus pulposus	수핵 탈출증
MRI	magnetic resonance imaging	자기 공명 영상
RA	rheumatoid arthritis	류마티스성 관절염
RF	rheumatoid factor	류마티스성 인자
ROM	range of motion	운동범위

15 INTEGUMENTARY SYSTEM AND BREAST(외피계 및 유방)

피부(Skin) 및 유방(Brast)과 관련하여 자주 사용되는 임상적 용어 및 병원에서 쓰이는 용어들을 구체적으로 살펴보면 다음과 같다.

피부(Skin)

1. DIAGNOSTIC TERMS(진단용어)

acne	여드름(=pimple)
albinism	백피증
benign melanoma	양성흑색종
burn	화상
decubitus ulcer	욕창성 궤양
dermatitis	피부염
allergic dermatitis	알러지성 피부염
actinic dermatitis	광선 피부염
contact dermatitis	접촉성 피부염
dermatitis medicamentosa	약물성 피부염
exfoliative dermatitis	박탈성 피부염
atopic dermatitis	아토피성 피부염
eczema	습진
gangrene	괴저
herpes zoster	대상포진
leprosy	한센병(나병)
lupus vulgaris	심상성 낭창, 심상성 루프스
malignant melanoma	악성 흑색종
psoriasis	건선

tinea	버짐, 윤선, 백선(=Ringworm.)
ulcer	궤양
urticaria, hives	두드러기
wart, verruca	사마귀

2. SYMPTOMATIC TERMS(증상용어)

alopecia	탈모증
ecchymosis	반상출혈
eruption	발진
erythema	홍반
hyperkeratosis	각화증
leukoderma	백반
petechia	점상출혈
purpura	자반
pustule	농포
vesicle	수포

3. SURGICAL TERMS(수술용어)

cauterization	소자술
debridement	좌멸괴사조직 제거법
incision and drainage	절개배농(술)
skin grafting	피부이식

THE BREASTS(THE MAMMARY GLANDS)[유방(유선)]

ANATOMIC TERMS(해부용어)

areola	유륜
mammary gland	유선
papilla mammae	유두

DIGNOSTIC TERMS(진단용어)

breast cancer	유방암
fissured nipple	유두균열
mammary abscess	유방농양

SYMPTOMATIC TERMS(증상용어)

mastalgia	유방통
mastorrhagia	유선출혈

SURGICAL TERMS(수술용어)

mammoplasty	유방성형술
mastectomy	유방절제술
complete mastectomy	완전유방절제술
radical mastectomy	근치유방절제술
mastotomy	유방절개술

Memo

NERVOUS SYSTEM(신경계)

16

신경계는 인체에서 가장 분화된 조직으로서 신체의 내부와 외부에서 일어나는 환경의 변화를 받아들이고 분석하여 신체 각 부분을 유기적으로 조절하여 반응하도록 하는 기능을 수행한다.

1. DIAGNOSTIC TERMS(진단용어)

Alzheimer's Disease	알츠하이머 질환
cerebral concussion, brain concussion	뇌진탕
cerebral contusion, brain contusion	뇌좌상
cerebral hemorrhage	뇌출혈
subarachnoid hemorrhage	지주막하 출혈
cerebrovascular accident(CVA), stroke	뇌혈관사고, 뇌졸중
encephalitis	뇌염
epidural hematoma	경막외 혈종
epilepsy	간질
herniated intervertebral disc, HIVD	추간판 탈출
herniated nucleus pulposus, HNP	수핵탈출
hydrocephalus	수두증
meningitis	수막염
multiple sclerosis, M.S	다발성 경화증
myasthenia gravis	근무력증
Parkinson's disease	파킨슨씨 질환
polyneuritis	다발성 신경염
subdural hematoma	경막하 혈종
trigeminal neuralgia	삼차신경통

2. SYMPTOMATIC TERMS(증상용어)

amnesia	기억상실, 건망증
aphasia	실어증
ataxia	운동실조, 근육 협조 운동 불능
aura	전조
coma	혼수
convulsion	경련, 전신(간헐)경련
diplegia	양측마비
hemiparesis	편측 부전마비, 반신부전마비
hemiplegia	편마비, 반측마비, 반신불수
hypnosis	최면(상태)
lethargy	기면, 졸음증
migraine	편두통
narcolepsy	수면발작
paraplegia	대마비, 양측 하지마비
quadriplegia	사지마비
sciatica	좌골신경통
somnambulism	몽유증
stupor	혼미, 의식혼탁
syncope	실신
tetanus	파상풍
tic	경련
tremor	진전

Memo

3. SPECIAL PROCEDURES, SURGICAL TERMS(특수검사 및 수술용어)

computerized axial tomography	단층촬영법
craniectomy	두개절제술
electroencephalography, EEG	뇌파검사
laminectomy	추궁절제술
lumbar puncture	요추천자
myelography	척수조영술
neurorrhaphy	신경봉합술
polysomnography	수면다원검사
vagotomy	미주신경 절단술

4. ABBREVIATIONS(기타 약어)

CNS	central nervous system 중추신경계
CP	cerebral palsy 뇌성(소아)마비
CSF	cerebrospinal fluid 뇌척수액
CVA	cerebrovascular accident 뇌졸중
EEG	electroencephalography 뇌파계
EST	electroshock therapy 전기 쇼크 요법
HNP	herniated nucleus pulposus 수핵탈출증
ICP	intracranial pressure 두개내압
MRI	magnetic resonance imaging 자기공명영상
OBS	organic brain syndrome 기질성 뇌증후군
PNS	peripheral nervous system 말초신경계
PET	positron emission tomography 양전자 방출 단층촬영
TENS	transcutaneous electrical nerve stimulation 경피성전기신경자극

17 PSYCHIATRY(정신과)

정신과는 정신병(mental illness)을 진단하고 치료 · 예방하는 임상의학의 한 분야로서, 이에 관련한 구체적인 용어들을 살펴보면 다음과 같다.

1. DIAGNOSTIC TERM(진단용어)

anorexia nervosa	신경성 식욕부진
antisocial personality (disorder)	반사회성 인격(장애)
Anxiety states	불안상태
general anxiety disorder	범불안상태
panic disorder	공황장애
obsessive compulsive disorder(OCD)	강박장애
post traumatic stress disorder	외상후 스트레스 장애
conversion disorder	전환성 장애
delirium	섬망
delirium tremens	진전섬망
dementia	치매
exhibitionism	노출증
hypochondriasis	건강염려증
histrionic personality (disorder)	히스테리성 인격(장애)
involutional melancholia	갱년기 우울증
manic depressive illness	조울증
major depression	주요 우울
multiple personality	다중인격장애
Phobic disorder	공포장애
agoraphobia	광장공포증

social phobia	사회공포증, 대인공포증
simple phobia	단순공포증
acrophobia	고소공포증
zoophobia	동물공포증
claustrophobia	폐소공포증
paranoia	편집증
paranoid personality (disorder)	편집성 인격(장애)
passive aggressive personality (disorder)	수동 공격성 인격(장애)
psychosomatic disorder	정신신체적 장애
schizoid personality disorder	분열성 인격장애
schizophrenia	정신분열증
sexual masochism	성적 자학증
sexual sadism	성적 가학증
transsexualism	성전환증

2. SYMPTOMATIC TERMS(증상용어)

amnesia	건망증
apathy	무감동
autism	자폐증
compulsion	강박행위
confabulation	작화증
conversion	전환
delusion	망상
euphoria	다행감
hallucination	환각
illusion	착각

mania	조증
mutism	무언증
obsession	강박관념
paranoia	편집증

3. THERAPEUTIC TERMS(요법용어)

behavior therapy	행동요법
family therapy	가족요법
group therapy	집단요법
hypnosis	최면요법
play therapy	놀이요법
psychoanalysis	정신분석 요법

4. ABBREVIATIONS(기타 약어)

DT	Delirium tremens 진전성 섬망(진전섬망)
I.Q	Intelligence quotient (90~110 : 정상, 70이하 : 정신지체) 지능지수
MDI	Manic depressive illness 조울증
MR	mental retardation 정신지체
MMPI	Minnesota Multiphasic Personality Inventory 미네소타 다면적 인성검사
OBS	Organic brain syndrome 기질성 뇌증후군
GCS	Glasgow Coma Scale 글래스고 혼수척도

Memo

18

CARDIOVASCULAR SYSTEM(심혈관계)

심혈관계는 혈액(blood), 혈관(vessel), 심장(heart)으로 구성되어 있으며, 이에 관련한 구체적인 용어들을 살펴보면 다음과 같다.

1. DIAGNOSTIC TERMS(진단용어)

angina pectoris	협심증
atherosclerosis	죽상경화증
atrial septal defect (ASD)	심방중격 결손
aortic stenosis (AS)	대동맥 협착
congenital mitral stenosis	선천성 승모판 협착
congestive heart failure (CHF)	울혈성 심부전
infective endocarditis	감염성 심내막염
myocardial infarction (MI 또는 heart attack)	심근경색증
myocarditis	심근염
patent ductus arteriosus (PDA)	동맥관 개존
pericardial effusion	심낭수액 저류증
pericarditis	심낭염
pulmonic stenosis (PS)	폐동맥 협착
rheumatic endocarditis	류마티스성 심내막염
tetralogy of Fallot (TOF)	팔로의 4증후군
ventricular septal defect (VSD)	심실중격 결손

2. SYMPTOMATIC TERMS(증상용어)

arrhythmia	부정맥
flutter	조동
fibrillation	세동, 잔떨림

premature ventricular contraction (PVC)	조기심실수축
bradycardia	서맥
cardiac arrest	심박동정지
cardiac murmur	심장잡음
cardiomegaly	심장비대
chest pain	흉통
cyanosis	청색증
palpitation	심계항진
tachycardia	빈맥

3. SURGICAL TERMS(수술용어)

cardiac catheterization	심장도관사법, 심장 카테터삽입
cardiocentesis	심장천자
cardiac surgery	심장수술
coronary artery bypass graft (CABG)	관상동맥 우회술
extracorporeal circulation	체외순환
heart transplantation	심장이식
percutaneous transluminal coronary angioplasty(PTCA)	경피적 경혈관 관상동맥 확장술
valve replacement	판막치환
valvuloplasty	판막형성술

4. CLINICAL EXAMINATIONS AND PROCEDURES(임상검사 및 시술)

angiography	혈관조영술
cardiopulmonary resuscitation (CPR)	심폐소생술
cardioversion	심율동전환
Doppler ultrasonography	도플러 초음파촬영(술)

echocardiography (ECHO)	심(장)초음파 검사
electrocardiogram (EKG or ECG)	심전도
electroencephalogram(EEG)	뇌파
holter ambulatory monitoring	홀터 기동 모터기
thrombolytic therapy	혈전용해요법

5. ABBREVIATIONS(기타 약어)

AS	Aortic stenosis 대동맥협착
ASD	Atrial septal defect 심장중격결손증
CAD	Coronary artery disease 관상동맥질환
ECG (EKG)	Eletrocardiogram 심전도
HDL	High density lipoprotein 고밀도지단백질
LA	Left atrium 좌심방
LDL	Low density lipoprotein 저밀도지단백질
LV	Left ventricle 좌심실
MI	Myocardial infarction 심근경색
MS	Mitral stenosis 승모판협착증
PTCA	Percutaneous transluminal coronary angioplasty 경피적 경혈관 관상동맥 성형술 또는 확장술
RA	Right atrium 우심방
RV	Right ventricle 우심실
VSD	Ventricular septal defect 심실중격결손

ARTERIES, VEINS, CAPILLARIES(동맥, 정맥, 모세혈관)

1. DIAGNOSTIC TERMS(진단용어)

aortitis	대동맥염

arteriosclerosis	동맥경화증
arteritis	동맥염
embolism	색전증
phlebitis	정맥염
thrombophlebitis	혈전성 정맥염

2. SYMPTOMATIC TERMS(증상용어)

aneurysm	동맥류
infarction	경색
ischemia	허혈, 국소빈혈
varicose vein (varicosity)	정맥류
vasoconstriction	혈관수축
vasodilation (vasodilatation)	혈관확장

3. SURGICAL TERMS(수술용어)

anastomosis of blood vessels	연결(술), 문합(술)
aneurysmectomy	동맥류절제술
thrombectomy	혈전절제술
phlebotomy	정맥절개(술)
endovascular treatment of cerebral aneurysm	뇌동맥류 색전술
cerebral aneurysm clipping	뇌동맥류 결찰술

BLOOD(혈액)

1. DIAGNOSTIC TERMS(진단용어)

anemia	빈혈
iron-deficiency anemia	철결핍성 빈혈
pernicious anemia	악성빈혈

aplastic anemia	재생불량성 빈혈
hemolytic anemia	용혈성 빈혈
hemophilia	혈우병
leukemia	백혈병
acute myeloid leukemia (AML)	급성 골수성 백혈병
chronic myeloid leukemia (CML)	만성 골수성 백혈병
acute lymphatic leukemia (ALL)	급성 림프성 백혈병
chronic lymphatic leukemia (CLL)	만성 림프성 백혈병
leukocytosis & leukopenia	백혈구 증가증 및 백혈구 감소증
septicaemia	패혈증
thrombocytopenic purpura	혈소판 감소성 자반증

2. SYMPTOMATIC TERMS(증상용어)

erythrocytosis	적혈구증가증
erythropenia	적혈구감소증
hemolysis	용혈현상
leukopenia	백혈구감소증
leukocytosis	백혈구증가증
thrombocytopenic purpura	혈소판감소성 자반증

3. CLINICAL EXAMINATION AND PROCEDURES(임상검사 및 시술)

bleeding time (BT)	출혈시간
marrow aspiration	골수천자
bone marrow transplantation	골수이식(술)
coagulation(clotting) time (CT)	응고시간
ELISA (Enzyme-linked immunosorbent assay)	효소면역측정법

hematocrit (Hct)	해마토크리트
hemoglobinometry	혈색소 측정(법)
partial thromboplastin time (PTT)	부분 트롬보플라스틴 시간
prothrombin time (PT)	프로트롬빈 시간
red blood cell (RBC) count	혈액내 적혈구수
white blood cell (WBC) count	혈액내 백혈구수

LYMPHATIC SYSTEM(림프계)

1. DIAGNOSTIC TERMS(진단용어)

acquired immunodeficiency syndrome (AIDS)	후천성면역결핍증
bubo	가래톳, 영증성림프절종대
lymphadenitis	림프절염
malignant lymphoma	악성 림프종

2. SYMPTOMATIC TERMS(증상용어)

lymphedema	림프부종
lymphocytopenia	림프구감소증
lymphocytosis	림프구증가증

3. SURGICAL TERMS(수술용어)

lymphadenectomy	림프선 절제술

4. ABBREVIATIONS(기타 약어)

AIDS	Acquired Immunodeficiency syndrome 후천성 면역결핍
CBC	Complete blood count 전체혈구계산, 온혈구계산
Hb	Hemoglobin 헤모글로빈
Hct	Hematocrit 헤마토크리트

SPLEEN(비장)

1. DIAGNOSTIC TERMS(진단용어)

hypersplenism	비장기능항진증
splenitis	비장염

Memo

19 RESPIRATORY SYSTEM(호흡계)

호흡계에서 호흡이라고 하면 숨을 쉬는(inspiration) 물리적 과정을 뜻하며 호흡계에 관련된 용어들을 구체적으로 살펴보면 다음과 같다.

1. DIAGNOSTIC TERMS(진단용어)

atelectasis	무기폐
bronchiectasis	기관지 확장증
bronchiolitis	세기관지염
chronic obstructive pulmonary disease(COPD)	만성폐쇄성 폐질환
emphysema	기종
hemothorax	혈흉
influenza, flu	인플루엔자, 유행성 감기
pleural effusion	흉막삼출
pleurisy, pleuritis	흉막염, 늑막염
pneumonia	폐렴
pulmonary tuberculosis	폐결핵
rhinitis	비염
tonsillitis	편도염
upper respiratory infection(URI)	상기도 감염

2. SYMPTOMATIC TERMS(증상용어)

apnea	무호흡
bradypnea	호흡완만, 느린호흡
Cheyne-Stokes respiration	교대성 무호흡, 체인 스토크스 호흡
cyanosis	청색증
dyspnea	호흡곤란

epistaxis	비출혈, 코피
expectoration	담, 객출, 가래
hemoptysis	객혈
hyperventilation	과대 환기, 과호흡
hypoventilation	과소 환기, 호흡저하
hypoxia	저산소증
laryngospasm	후두경련, 성문연축
paroxysmal dyspnea	발작적 호흡곤란
pulmonary edema	폐부종
rale	수포음
rhinorrhea	콧물, 비루
rhonchus	건성수포음, 나음
singultus, hiccup	딸꾹질
sputum	객담, 가래
stridor, wheeze	협착음, 천명
tachypnea	빈호흡, 빠른 호흡

3. SURGICAL TERMS(수술용어)

lavage of sinus	부비강세척
lobectomy	엽절제술
pneumonectomy	폐절제술
thoracoplasty	흉부성형술, 가슴성형술
tracheostomy, laryngectomy	기간절개술, 후두절제술

4. SPECIAL PROCEDURES(특수검사)

arterial blood gas analysis	동맥혈 가스 분석(ABGA)
biopsy	생검

bronchography	기관지 조영술
bronchoscopy	기관지경술, 기관지보개술
lung biopsy	폐 생검
pleural biopsy	흉막생검
pulmonary angiography	폐혈관 조영술
pulmonary function test(PFT)	폐기능 검사
sputum culture & sensitivity	객담배양검사
thoracentesis	흉강천자, 가슴천자

5. ABBREVIATIONS(기타 약어)

CABGA	arterial blood gas analysis 동맥혈 가스
AP(PA)-view	anteroposterior(posteroanterior) view 전후 상(후전 상)
ARF	acute renal failure 급성 신부전
COPD	chronic obstructive pulmonary disease 만성 폐쇄성 폐질환
CPR	cardiopulmonary resuscitation 심폐소생법
CVP	central venous pressure 중심정맥압
ENT	ear, nose, and throat 귀, 코, 목
O_2	oxygen 산소
SIDS	sudden infant death syndrome 영아돌연사증후군
T&A	tonsillitis and adenoiditis 편도염과 아데노이드염 tonsillectomy and adenoidectomy 편도절제술과 아데노이드 절제술
TB	tuberculosis 결핵
TPR	temperature, pulse, respiration 체온, 맥박, 호흡
URI	upper respiratory infection 상기도 감염

Memo

URINARY SYSTEM(비뇨계)

20

소변을 만들고 이것을 체외로 배설하는 계통을 비뇨계라 하는데, 이에 관련한 용어들을 구체적으로 살펴보면 다음과 같다.

1. DIAGNOSTIC TERMS(진단용어)

acute renal failure(ARF)	급성신부전
bladder cancer	방광암
benign prostatic hypertrophy	양성전립선비대
cystitis	방광염
chronic renal failure(CRF)	만성신부전
essential hypertension	본태성 고혈압
nephrotic syndrome, nephrosis	신증후군, 신장증
pyelonephritis	신우신염
renal abscess	신장농양
renal cell carcinoma	신장세포암종
renal failure	신부전
renal tuber culosis	신장결핵
ureterostenosis	요관 협착증
urethritis	요도염
Urinary incontinence	요실금
urinary retention	소변정체
urinary tract infection(UTI)	요로감염

2. SYMPTOMATIC TERMS(증상용어)

anuria	무뇨
dysuria	배뇨장애

edema	부종
glycosuria	당뇨
hematuria	혈뇨
ketonuria	케톤뇨
oliguria	핍뇨, 요감소
polyuria	다뇨
proteinuria	단백뇨
uremia	요독증

3. SURGICAL TERMS(수술용어)

dialysis	투석
Hemodialysis (HD)	혈액투석
Peritoneal dialysis (PD)	복막투석
extracorporeal shock wave lithotripsy (ESWL)	체외충격파쇄석술
hemorrhoidectomy	치핵절제술
kidney(renal) transplantation	신장이식
nephrectomy	신장절제술
ureterectomy	요관절제술

4. LABORATORY(특수검사)

blood urea nitrogen (BUN)	혈액요소질소
creatinine clearance test	크레아티닌 청소율 검사
cystoscopy	방광경검사
intravenous pyelography (IVP)	정맥신우조영술
kidney, ureter & bladder (KUB)	신장, 요관 및 방광 단순촬영
renal biopsy	신장생검

5. ABBREVIATION(기타 약어)

ARF	acute renal failure 급성신부전
BUN	blood urea nitrogen 혈액요소질소
CRF	chronic renal failure 만성신부전
HD	hemodialysis 혈액투석
IVP	intravenous pyelography 정맥신우조영술
K	potassium 칼륨
KUB	kidney, ureter and bladder 신장, 요관 및 방광
Na	sodium 나트륨
PD	peritoneal dialysis 복막투석
U/A	urinalysis 소변분석
UTI	urinary tract infection 요로감염

Memo

21 MALE REPRODUCTIVE SYSTEM(남성생식계)

남성생식기는 정자를 생산하는 고환의 주체로서,
남성생식계에 관련한 용어들을 구체적으로 살펴보면 다음과 같다.

1. DIAGNOSTIC TERMS(진단용어)

benign prostatic hypertrophy(BPH)	양성 전립선 비대
hydrocele	음낭수종
impotence	발기부전, 성교불능
orchitis	고환염
penile carcinoma	음경암
prostaitis	전립선염
testicular carcinoma	고환암

2. SEXUALLY TRANSMITTED DISEASE(성병)

gonorrhea	임질
syphilis	매독
trichomoniasis	트리코모나스증, 질편모충증
acquired immune deficiency syndrome(AIDS)	후천성면역결핍증, 에이즈

3. SYMPTOMATIC TERMS(증상용어)

azoospermia	무정자증
chancre	경성하감, 굳은궤양
chancroid	연성하감, 무른궤양
male sterility	남성불임
oligospermia	정자부족증

4. SURGICAL TERMS(수술용어)

prostatectomy	전립선 절제술, 전립선 적출술
vasectomy	정관절제술
vasoligation	정관결찰(법)

5. LABORATORY(특수검사)

semen analysis	정액검사
VDRL(Venereal Disease Research Laboratory)Test	매독혈청검사

6. ABBREVIATION(기타 약어)

BPH	Benign prostatic hyperplasia 전립선비대
VDRL	Venereal Disease Research Laboratory 매독검사

22 FEMALE REPRODUCTIVE SYSTEM(여성생식계)

여성생식계는 난자를 생산하고 태아를 분만하는 기관으로,
그에 관련한 용어들을 구체적으로 살펴보면 다음과 같다.

1. DIAGNOSTIC TERMS(진단용어)

carcinoma of vagina	질암
carcinoma of vulva	외음암
vulvitis	외음염
vaginitis, colpitis	질염
vulvovaginitis	외음질염

2. SURGICAL TERMS(수술용어)

colporrhaphy	질봉합술, 질성형술
episiotomy	외음부절개술
hymenotomy	처녀막절개술

3. SYMPTOMATIC TERMS(증상용어)

leukorrhea	백대하
pruritus vulvae	외음소양증

UTERUS & PELVIC SUPPORTING STRUCTURE(자궁 및 골반 지지 구조)

1. DIAGNOSTIC TERMS(진단용어)

carvical cancer	자궁경부암
cervicitis	자궁경(부)염
dysfunctional uterine bleeding(DUB)	기능장해자궁출혈
endometrial hyperplasia	자궁내막증식증
endometriosis	자궁내막증

endometritis	자궁내막염
cervical erosion	자궁경부미란
uterine myoma	자궁근종
endometrial polyp	자궁내막폴립

2. SURGICAL TERMS(수술용어)

dilatation and curettage(D&C)	자궁소파술
hysterectomy	자궁절제술
total hysterectomy	전자궁절제술
subtotal hysterectomy	대부분자궁절제술
radical hysterectomy	근치자궁절제술
myomectomy	근종적출숙

3. SYMPTOMATIC TERMS(증상용어)

amenorrhea	무월경
dysmenorrhea	월경통
menorrhagia, hypermenorrhea	월경과다

OVARY AND UTERINE TUBES(난소 및 난관)

1. DIAGNOSTIC TERMS(진단용어)

oophoritis	난소염
ovarian cyst	난소낭, 난소낭종
ovarian tumor	난소종양
pelvic inflammatory disease(PID)	골반염, 골반염증질환
salpingitis	난관염
salpingo-oophoritis	난관난소염

2. SYMPTOMATIC TERMS(증상용어)

infertility	불임증
menarche	초경
menopause	폐경
sterility	불임

3. SURGICAL TERMS(수술용어)

oophorectomy	난소절제술
salpingectomy	난관절제술
oophorosalpingectomy	난관난소절제술
tubal ligation	난관결찰술

OBSTETRIC TERMS(산과 용어)

1. DIAGNOSTIC & SYMPTOMATIC TERMS(진단 · 증상용어)

abortion	유산, 낙태
abruptio placentae	태반조기박리
atony of uterus	자궁이완증
dystocia	난산, 이상분만
ectopic pregnancy	자궁외임신
engagement	선진부하강도
effacement	자궁경부소실
habitual abortion	습관성유산
hyperemesis gravidarum	임신오조, 임신과다구토
labor	분만, 출산, 진통
lochia	오로, 산후질분비물
missed abortion	계류유산

placenta previa	전치태반
preeclampsia	자간전증
presentation	태위
cephalic presentation	두위, 머리태위
breech presentation	둔위
transverse presentation	횡위
shoulder presentation	견갑위
spontaneous abortion	자연유산
station	태위, 부위
therapeutic abortion	치료적 유산
threatened abortion	절박유산
toxemia of pregnancy	임신중독증
uterine inertia	자궁무력증

2. SURGICAL TERMS(수술용어)

amniocentesis	양막천자, 양수천자
amniotomy	양막절개
cesarean section	제왕절개
episiotomy	외음부절개(술)
forcep delivery	겸자분만
vacuum extraction	흡인분만

3. CLINICAL & SPECIAL PROCEDURE(임상검사 및 특수시술)

culdocentesis	맹낭천자술
pap test(papanicolau smear)	파파니콜로검사

4. THE NEONATAL PERIODIC TERMS(신생아기 용어)

Apgar Score	아프가점수
cerebral palsy(CP)	뇌성마비
meconium	태변
Moro Reflex	모로반사
physiologic jaundice	생리적 황달
premature infant, immature infant	미숙아, 조산아
prolapse of umbilical cord	제대탈출

5. ABBREVIATIONS(기타 약어)

cs, c-section	cesarean section 제왕절개
D & C	dilatation and curettage 자궁소파술
DUB	dysfunctional uterine bleeding 기능장애 자궁출혈
EDC	estimated day of confinement 출산예정일
HCG	human chorionic gonadotropin 인간융모생식선자극호르몬
IUD	intrauterine device 자궁내 장치 (피임)
LMP	last menstrual period 최종월경주기
Pap smear	Papanicolau smear 파파니콜로검사 (자궁경부 또는 질의 암검사)
PID	pelvic inflammatory disease 골반염증질환, 골반염

Memo

ENDOCRINE SYSTEM(내분비계)

23

내분비계에서는 신체 여러 군데에 분포해 있는 선(gland)들로 구성되어 있는데, 그에 관련한 용어들을 구체적으로 살펴보면 다음과 같다.

1. DIAGNOSTIC TERMS(진단용어)

goiter	갑상선종
Hyperthyroidism	갑상선항진증
Hypothyroidism	갑상선저하증
Thyroid carcinoma	갑상선암종

2. SYMPTOMATIC TERMS(증상용어)

exophthalmos	안구돌출증
hirsutism	다모증
progeria	조로증

3. SURGICAL TERMS(수술용어)

adrenalectomy	부신절제술
hypophysectomy	뇌하수체절제술
pancreatectomy	췌장절제술
thymectomy	흉선절제술
thyroidectomy	갑상선절제술

4. LABORATORY(검사용어)

glucose tolerance test(GTT)	당부하 내성검사
thyroid function test	갑상선 기능 검사
thyroid scan	갑상선스캔

5. ABBREVIATIONS(기타 약어)

ADH	Antidiuretic hormone 항이뇨호르몬

BMR	Basal metabolic rate 기초대사율
DM	Diabetes mellitus 당뇨병
FBS	Fasting blood sugar 공복시 혈당
GH	Growth hormone 성장호르몬
GTT	Glucose tolerance test 당부하(내성)검사
IDDM	Insulin-dependent diabetes mellitus 인슐린의존성 당뇨병
NIDDM	Non-insulin-dependent diabetes mellitus 비인슐린의존성 당뇨병
T_3	Triiodothyronine 삼요오드티로닌
T_4	Thyroxine 티록신
TFT	Thyroid function test 갑상선기능검사
TSH	Thyroid stimulating hormone 갑상선자극호르몬

Memo

SENSORY ORGAN : THE EYE, THE EAR(감각계)

24

감각계는 시각 · 청각의 감각기관을 가리켜 부르는 말로, 감각계에 관련한 용어들을 구체적으로 살펴보면 다음과 같다.

EYES(눈)

1. DIAGNOSTIC TERMS(진단용어)

blepharoptosis	안검하수증
cataract	백내장
diabetic retinopathy	당뇨망막병증
diplopia	복시
glaucoma	녹내장
hordeolum	맥립종, 다래끼
pterygium	익상편
retinal detachment	망막 박리
strabismus	사시

2. REFRACTIVE TERMS(굴절용어)

amblyopia	약시
astigmatism	난시
hyperopia(hypermetropia)	원시
myopia	근시
presbyopia	노안

3. SYMPTOMATIC TERMS(증상용어)

achromatopsia	색맹
diplopia	복시
exophthalmos	안구 돌출증

pupillary reflex	동공반사
mydriasis	동공 확대
nystagmus	안진, 안구진탕증
papilledema	울혈유두, 시신경유두부종
xerophthalmia	안구 건조증

4. INFECTIOUS TERMS(감염용어)

conjunctivitis	결막염
iritis	홍채염
keratitis	각막염
optic neuritis	시신경염
retinitis	망막염
scleritis	공막염

5. SURGICAL TERMS(수술용어)

blepharoplasty	안검 성형술
cataract extraction	백내장 적출술
correction of strabismus	사시교정
glaucoma operation	녹내장 수술

6. LABORATORY(검사용어)

ophthalmoscopy	검안경검사, 안검사법
refractive error test	굴절이상검사
tonometry	안압검사, 안압측정법
visual acuity test	시력 검사
visual field test	시야 검사

7. ABBREVIATION(기타 약어)

OD	right eye	오른쪽 눈

OS	left eye	왼른쪽 눈
OU	both eye	양쪽 눈

EARS(귀)

1. DIAGNOSTIC TERMS(진단용어)

mastoiditis	유양돌기염, 유돌염
Meniere's disease	메니에르병
myringitis	고막염
otitis externa	외이도염
presbycusis	노인성 난청
suppurative otitis media	화농성 중이염
serous otitis media	장액성 중이염

2. SYMPTOMATIC TERMS(증상용어)

nystagmus	안진, 안구진탕
otalgia	이통, 귀통증
otorrhea	이루, 귓물
tinnitus	이명
vertigo	현훈, 현기증

3. SURGICAL TERMS(수술용어)

mastoidectomy	유양돌기 절제술
otoplasty	귀성형술

4. LABORATORY(검사용어)

audiometry	청력 검사
otoscopy	이경검사
tympanometry	고실측정법

5. ABBREVIATION(기타 약어)

AD	right ear	오른쪽 귀
AS	left ear	왼쪽 귀
AU	both ear	양쪽 귀

Memo

ONCOLOGY(종양학)

25

종양학은 인체의 내 · 외부에 신생하는 양성 및 악성종양에 관한 학문으로, 이에 관련한 용어들을 구체적으로 살펴보면 다음과 같다.

1. BENIGN AND MALIGNANT NEOPLASM(양성 및 악성 신생물)

adenoma	선종
benign	양성
chondroma	연골종
fibroma	섬유종
lipoma	지방종
malignant	악성
Metastasis	전이
myoma	근종
myxoma	점액종
Nodes	결절
osteoma	골종
papilloma	유두종
polypectomy	용종절제술, 폴립절제술

2. ABBREVIATION(기타 약어)

bx	Biopsy / 생검
Ca	Cancer / 암
CEA	Carcinoembryonic antigen / 암배아 항원
chemo	Chemotherapy / 화학요법
HIV	Human immunodeficiency virus / 인간면역 결핍 바이러스

26 RADIOLOGY(방사선학)

방사선학은 진단과 치료에 유용하며 전자파 및 방사선을 이용하는 전문분야로서, 방사선학에 관련되는 용어들을 구체적으로 살펴보면 다음과 같다.

Nuclear medicine	핵의학
Radiation therapy, Radiotherapy	방사선 치료, 방사선요법
Radiology, Roentgenology	방사선학, 영상의학

X-Ray를 이용한 진단기술

Computed Tomography (CT)	컴퓨터 단층 촬영술
contrast technique	조영술
Iodine compound	요오드 제제의 조영제
Arteriography	동맥조영술
Venography	정맥조영술
Bronchography	기관지 조영술
Cholecystography	담낭조영술
Intravenous cholangiography (IVC)	정맥 담낭 조영술
Hysterosalpingography	자궁 난관 조영술
Intravenous pyelography (IVP)	정맥 신우 조영술
Retrograde pyelography (RP)	역방향 신우 조영술
Myelography	척수조영술
Arthrography	관절조영술
fluoroscopy	투시검사법
Magnetic Resonance Imaging (MRI)	자기공명영상
Ultrasonography	초음파 촬영술

NUCLEAR MEDICINE(핵의학)

27

핵의학은 방사선 핵종이 표지된 방사성 의약품을 환자에게 투여하여 진단, 치료하거나 질병의 병리상태를 연구하는 것으로, 그에 관련한 용어들은 다음과 같다.

blood and heart scan	심혈관계 스캔
bone scan	골 스캔
brain scan	뇌 스캔
liver & spleen scan	간-비장 스캔
positron-emission tomography (PET)	양전자 방출 단층촬영술
radioactive iodine uptake	방사성 요오드 섭취율
thyroid scan	갑상선 스캔

X-RAY 촬영방향

AP view (anteroposterior view)	전후면
Lateral view	측면
Oblique view	사면
PA view (posteroanterior view)	후전면

Memo

28 PHARMACOLOGY(약리학)

약리학은 새로운 약물의 합성, 약의 생체에 대한 작용기전 등을 연구하는 학문으로, 이에 관련한 용어들을 구체적으로 살펴보면 다음과 같다.

chemical name	화학명
generic name	일반명
brand name, trade name	상품명
minimum effective dose	최소유효량
effective dose	유효량
therapeutic dose	치료량, 치료선량
toxic dose	중독량, 독성용량
tolerated dose	내량, 내성용량
lethal dose	치사량
drug dependence	약물의존성
drug toxicity	약물독성
hypersusceptibility	과민성, 과다감수성
inhalation	흡입
intra-arterial injection	동맥내주사
intracardiac injection	심장내주사
intradermal injection(ID)	피내주사
intramuscular injection(IM)	근육내주사
intrathecal injection	척수관주사
intravenous injection(IV)	정맥내주사
subcutaneous injection(SC)	피하주사
tolerance	내성

topical application	국소적용

약물의 분류

antacid	제산제
antiarrhythmic agent	항부정맥제
antibiotic	항생제
anticancer drug	항암제
antidiarrheal	지사제
antiemetic, antinauseant	구토약, 구역질약
antihypertensive	고혈압치료제, 혈압강하제
bronchodilator	기관지 확장제
cardiotonic	강심제
antidepressant	항우울제
analgesic	진통제
sedative and hypnotic	진정제와 수면제
anticonvulsant	항경련제
tranquilizer	신경안정제
anesthetic	마취제
drug abuse	약물남용
expectorant	거담제
mucolytic agent	점액용해제
stimulant	흥분제

Memo

29 수술 용어(마취 및 자세)

수술 시 수술기록지에 많이 사용되어지는 마취 및 자세에 관련한 용어들을 구체적으로 살펴보면 다음과 같다.

1. Anesthesia (마취)

epidural anesthesia	경막외 마취
general anesthesia	전신마취
I.V. anesthesia	정액 마취
local anesthesia	부분마취, 국소마취
spinal anesthesia	척수마취
topical anesthesia	점막마취, 점안마취

2. Position(자세)

dorsal position, supine position	배위, 앙와위, 바로누운 자세
dorsal recumbent position	배횡와위
Fowler's position	파울러 체위, 반좌위
Jack-Knife position	잭 나이프 자세
knee-chest position	슬흉위, 무릎가슴 자세
lateral position	측위, 측와위
lithotomy position	쇄석위, 골반내진 자세, 절석위
prone position	복와위, 엎드린 자세
Semi-Fowler's position	세미 파울러 자세
Sim's position	심즈 자세, 측와위, 반엎드린 자세
sitting position	좌위, 앉은자세
Trendelenburg position	트렌델렌부르크 자세

CLINICAL LABORATORY TEST(주요 임상검사)

30

병원에서 주요 임상검사 시에 주로 사용되는 용어들 중 자주 활용되는 용어를 중심으로 구체적으로 살펴보면 다음과 같다.

1. 단백질, 질소단백

검사항목	임상적 의의(비고)
Bilirubin, direct Bilirubin, indirect Bilirubin, total	▲ 간염, 간 경변, 담도 폐쇄, 폐색성 황달, 길버트(Gilbert) 증후군, 신생아 황달, 용혈성 황달 등
BUN (Blood urea nitrogen)	▲ 신장질환, 요로폐쇄, 신장결핵, 만성통풍 ▼ 임신 후반기, 신진대사 저조
Creatine Creatinine	▲ 근이영양증, 다발성 근염, 피부근염 ▼ 갑상선 기능저하증, 간 장해
clearance	▼ 급성 신염, 신부전, 쇼크(Shock), 세뇨혈관 내압상승질환
Uric acid	▲ 통풍, 사구체 신염, 신결석, 백혈병, 임신 중독증

2. 효소

검사항목	임상적 의의(비고)
Alkaline phosphatase (ALP)	▲ 약물성 간장해, 폐쇄성 간질환, 골 질환, 만성 신부전, 소아, 임신, 성장기 청소년 등
ALT (SGPT)	▲ 쇼크(Shock)를 동반한 심근경색, 만성간염, 급성 진행성 감염, 지방간, 간 장해
Amylase	혈청 & 요▲: 급성 췌장염(초기), 갑상선기능항진증, 신장기능저하 혈청▲, 요▼: 마크로아밀라아제(Macroamylase) 혈증, 신기능부전 혈청 & 요▼: 췌질환말기, 간경변, 간암, 항갑상선제 투여

AST (SGOT)	▲ 심근경색(발작후 시간 24후 최고치). 간경변, 초기 급성간염, 알코올(Alcohol)성 간염, 근질환, 간암
Lipase	▲ 급성 췌장염 (후기), 위궤양 ※ 지질의 가수 분해를 촉매하는 효소의 총칭
Trypsin	▲ 급성 췌장염, 신부전, 담석증, 유두부암, 간경변증, 만성간염 ▼당뇨병, 인슐린(Insulin) 투여시

3. 지질

검 사 항 목	임상적 의의(비고)
Cholesterol, total	▲ 폐쇄성 황달, 담즙성 간경변, 신증후군, 당뇨, 가족성 고지혈증. ▼ 간장애, 흡수불량 증후군, 갑상선 기능 항진증
HDL-cholesterol	▲ 알코올(Alcohol) 섭취 ▼ 동맥경화성 질환의 위험, 간실질장애, 폐쇄성 황달, 비만, 흡연
Lipid, total	▲ 본태성 고지혈증, 당뇨병 ▼ 간 실질 장애, 간경변
LDL-cholesterol	▲ 고 콜레스테롤(cholesterol) 혈증 ▼ 저 β-지단백(betalipoprotein) 혈증 무 β-지단백(betalipoprotein) 혈증
Triglyceride	▲가족성 고지단백 혈증, 당뇨, 동맥 경화증 ▼β-지단백 결핍증, 간, 담도 질환

4. 당 관련 검사

검 사 항 목	임상적 의의(비고)
Glucose	▲ 당뇨, 쿠싱증후군, 급성췌장염, 갈색세포증 ▼ 고 인슐린(Insulin) 혈증, 부신피질기능저하
Glucose tolerance (OGTT/GTT)	부하시험: 글루코오스(Glucose) 50-100g 섭취 후 측정

5. 태아선천성이상검사

검 사 항 목	임상적 의의(비고)
Acetylcholin esterase (AchE)	신경관 결손증, 무뇌증
Double test	임신부 혈액만 가능함 (15-22주) ※ 다운증후군을 위한 스크리닝(screening for Down's syndrome)의뢰지 사용 신경관 결손증, 다운 증후군
Triple test	※ 산모의 혈액을 이용한 태아이상 간접진단 검사 ※ Double test-AFP, hCG ※ Triple test-AFP, hCG, uE3
Free-hcg	임신부 혈액 10~13주 혈액만 가능함 다운증후군

6. 종양표지자

검 사 항 목	임상적 의의(비고)
AFP (α-feto protein)	▲ 간 세포암, 간경변, 급 · 만성감염, 간 아세포종, 유아 간염, 임신시 선천성 담도 폐쇄증
CA 19-9	▲ 췌장암, 위암, 간암, 담낭암
CA 125	▲ 난소암에서 특이적, 난소장액성 낭종암, 췌장암, 간경변 ※ 여성의 임신, 생리시 위양성으로 나타날 수 있음.
CEA	▲ 악성 종양(대장암, 췌장암, 위암, 폐암, 유방암), 간경화증, 알코올성 간염, 췌장염, 전이성 간암 ※ 흡연, 연령에 따라 다소 상승

7. 간염바이러스

검 사 항 목	임상적 의의(비고)
HBeAb	간염성의 저하, HBeAg에 대한 항체 생성 의미

HBeAg	B형 간염 바이러스에 대한 감염성이 높은 상태임을 시사 10주 이상 지속시 만성 보균자
HBsAb	B형 간염 바이러스 항체
HBsAg	급성 간염은 1~3개월 사이 항원이 소실된다. B형 간염 항원이 6개월 이상 지속시 만성 간염으로 간주. ※ B형 간염 표면항원에 대한 항체, 생성, 투명기(감염후 sAg과 sAb 모두 음성으로 나타나는 때)에는 검출되지 않는다.

8. 일반혈액

검 사 항 목	임상적 의의(비고)
ABO group	적혈구에 항A, 항B 혈청을 가하면 해당 항원이 있을 경우 항원, 항체반응에 의해 응집 반응을 나타냄. 수혈 및 장기 이식, 법의학 유전 정보를 얻기 위한 검사
CBC 4종	WBC, RBC, Hb, Hct
CBC 8종	CBC 4종+ MCV, MCH, MCHC, Plt
Coomb's, direct	자가 면역성 용혈성 빈혈, 면역성 범적 혈구 감소증, 발작성 한냉혈색소 요증, 부적합 임신에 의한 신생아 용혈성질환, SLE 등 직접 쿰스 검사(direct Coom's test)가 양성인 질환에서 항체가가 높을 때 진단
Coomb's, indirect	

Memo

일반 혈액검사의 임상적 의의

1. Complete blood cell count

RBC	↑ : 진성적혈구 증다증, 2차성 적혈구 증다증, 폐기종, 심한 운동 후, 탈수 등 ↓ : 빈혈
WBC	↑ : 세균감염, 염증반응, 백혈병, 임신, 신생아 용혈성질환, 대사장애, 궤양, 출혈, 스테로이드 치료, 골수 증식성 질환, 알레르기, 피부질환, 기생충 등 ↓ : 바이러스 감염, 장티푸스, 재생불량성 빈혈, 골수부전증, 비장종대, 간염, 류머티성 관절염, 간경병, SLE, 방사선 치료
Hb	※ 이들 질환에 빈혈이 합병되면 Hb이 정상으로 나타날 수 있다. ↓ : 중증 철결핍성 빈혈, 혈액 희석종, 임신, 창백, 빈맥, 호흡곤란, 오심, 구토, 발열, 심부전, 혼수
Hct	전혈 중에서 적혈구가 차지하는 비율로 빈혈 여부를 평가하는 데 유용 적혈구수에 비하여 Hct치가 큰 경우(↑)-대구성 빈혈, Hct치가 작은 경우 (↓)-소구성 빈혈 ↑ : 1차적 증가 : 골수증식성 질환, 원발성 혈소판 증가증, 진성 다혈증, 만성 과립구성 백혈병 2차적 증가 : 급성 출혈 후, 운동 후, 임신, 월경, 중, 감염증, 전이암, 비장정제, 수술 후, 아드레날린 주사후
Platelet	↓ : 생산의 감소: 1) 골수에서의 생성 : 재생불량성 빈혈, 방사선 노출 2) 골수의 악성 침윤 : 백혈병 암의 전이 3) 골수의 섬유종, 다발성 골수종, 거대적아구성빈혈 4) 선천성 혈소판 이상 : 베르나르-술리에 증후군(Bernard-Soulier syndrome), 면역결핍증, 비스코트-알드리히 증후군(Wiskott-Aldrich syndrome) 혈소판의 파괴 증가: 1) 면역학적 : 자기면역 항체-특발성 혈소판 감소성 자반증 (ITP), 에반스 증후군(Evans syndrome), 항원, 항체 복합체-SLE, 악성 림프종, 만성 림프구성 백혈병 2) 미만성 혈관내 응고(DIC), 패혈증, 심한 출혈, 약물, 비장 기능 항진

2. Differential count

WBC	1) 다분열 호중구 : 악성 빈혈, Vit.B12결핍증, 거대적아구성 빈혈 2) 독성 과립 (Toxic granulation) : 폐렴, 패혈증 3) Dohle 소체 : 메이-헤글린 이상(May-Hegglin anomaly), 심한 감염증 4) 소골포 (Vacuolation) : 조던(Jordan) 이상, 진행성 근이양증 5) Auer 소체 : 급성 백혈병 6) 비정형 림프구 : Downey 세포 I, II, III형 바이러스 질환, Turk의 자극형 7) 알더-레일리 이상(Alder-Reilly anomaly) : 선천성 유전성 과립 이상증 8) 펠지-호이트 이상(Pelger-Huet anomaly) : 유전성 핵 이상증
RBC	1) 크기의 이상 : 소 적혈구 - 철결핍성 빈혈, 대 적혈구, 부동 적혈구 증다증 진단 2) 모양의 이상 : 변형 적혈구 - 심한 용혈성 빈혈, 만성 실혈성 빈혈, 악성빈혈 (배모양, 겸상, 표적세포 등) 구상적혈구 - 선천성 구상적혈구증 표적세포 - 지중해빈혈(Thalassemia) 겸상 적혈구 - 적혈구성 빈혈 burr 세포 - 요독증, 위암, 위궤양 기타 거치세포, 눈물방울세포(tear-drop cell), 유극 적혈구 등 3) 염색성(혈색소)의 이상 : 저 색소성 - narrow rim oligochromia, ghost cells 과 색소성 - 구상 적혈구 다 염색성 - 성숙적혈구가 되기 직전의 세포 4) 봉입체 이상 구조물 : 호염기성 반점(Basophilic stippling)-중금속 중독, 악성빈혈, 백혈병 Cabot환상체 - 심한 빈혈 Schueffners 과립 Siderocyte - 철 결핍성 빈혈, 악성 빈혈, 납 중독 등

3. 혈액응고

검 사 항 목	임상적 의의(비고)
Prothrombin time(PT)	연장 : 프로트롬빈(Prothrombin) V, VII, 피브리노겐(Fibrinogen) 결핍증, DIC ※INR(International Nomalized Ratio)
Thrombin time	연장 : 혈장 피브리노겐(Fibrinogen) 감소증, DIC, 헤파린(Heparin) 치료 환자, 다발성골수종, 매크로글로불린(Macroglobulin) 혈증

Memo

단원학습문제

A 다음의 〈보기〉는 진료과별 명칭과 검사관련 용어이다. 서로 관련되는 것끼리 연결하시오.

보기

a. Chest Surgery	b. General Surgery
c. Neuropsychiatry	d. Pulmonology
e. Hematocrit	f. renal function
g. antibody	h. complete blood count

1. 일반외과 ( )
2. 흉부외과 ( )
3. 호흡기 내과 ( )
4. 신경정신과 ( )
5. 적혈구용적 ( )
6. 신장기능검사 ( )
7. 항체 ( )
8. 전혈검사 ( )

B 다음의 〈보기〉를 참고하여 의학용어를 완성하시오.

보기

결석증	lithiasis

1. 청색증	_____osis
2. 회장마비	_____plegia
3. 관절고정술	_____desis
4. 기관절개술	_____stomy
5. 위통증	_____dynia
6. 신생물	_____plasm
7. 외전	_____duction
8. 혈구감소증	oligo_____
9. 정맥확장술	ven_____
10. 흉강천자	thorac_____
11. 광선요법	photo_____
12. 복강천자	abdomin_____
13. 수두증	hydro_____
14. 동맥경화증	arterio_____

C 다음의 각 질환별 용어를 영문으로 쓰시오.

1. 충수돌기염 ( )
2. 담낭염 ( )
3. 위십이지장염 ( )
4. 간경화증 ( )
5. 결장절제술 ( )
6. 대장경검사 ( )
7. 섬유종 ( )
8. 골연화증 ( )
9. 관절절제술 ( )
10. 골절정복 ( )
11. 대상포진 ( )
12. 수막염 ( )
13. 미주신경절제술 ( )
14. 편집증 ( )
15. 최면요법 ( )
16. 부정맥 ( )
17. 심계항진 ( )
18. 색전증 ( )
19. 무기폐 ( )
20. 요도염 ( )
21. 전립선염 ( )
22. 자궁내막증 ( )
23. 갑상선항진증 ( )
24. 동공산대 ( )

정답

A.

1. b
2. a
3. d
4. c
5. e
6. f
7. g
8. h

B.

1. cyan
2. ileo
3. arthro
4. tracheo
5. gastro
6. neo
7. ab
8. cythemia
9. ectasia
10. entesis
11. therapy
12. ocentesis
13. cephalus
14. sclerosis

C.

1. appendicitis
2. cholecystitis
3. gastroduodenitis
4. liver cirrhosis
5. colectomy
6. colonoscopy
7. fibroma
8. osteomalasia
9. arthrectomy
10. reduction of fracture
11. herpes zoster
12. meningitis
13. vagotomy
14. paranoia
15. hypnosis
16. arrhythmia
17. palpitation
18. embolism
19. atelectasis
20. urethritis
21. prostatitis
22. endometriosis
23. hyperthyroidism
24. mydriasis

The Language of
의 학 용 어
Medicine

2 알파벳 순서에 따른 의학용어 찾기

단원학습 목표

이 단원에서는 병원에서 실무적으로 자주 사용되고 있는 의학용어를 중심으로 알파벳 순서에 따라 분류하여 찾아보기 쉽게 하였으며 첫째 단원에서 학습한 의학용어와도 반복학습을 통해 좀더 빨리 익히도록 학습을 유도하였다.

알파벳 순서에 따른 의학용어 찾기

병원 및 임상현장에서 자주 사용되는 의학용어들에 관련하여 알파벳 순서로 찾아보기 쉽게 이들 의학용어들을 구체적으로 열거하고 있다.

A

abdominal pain	복통
abortion	유산
abruptio placenta	태반조기박리
abscess	농양
abstinence	금단
achromatopsia	색맹
acidosis	산증
acne vulgaris	여드름, 심상성 좌창
acromegaly	말단비대증
acrophobia	고소 공포증
acute illness	급성 질병
acute pain	급성 통증
adaptive regression	적응적 퇴행
addiction	습관성 중독
Addison's disease	애디슨병
adenocarcinoma	선암
adenoidectomy	아데노이드 절제술
adenomyosis of the uterus	자궁선근증
admission	입원
adrenalectomy	부신절제술
adventitious lung sound	비정상적 호흡음, 이상음
aerobic	호기성의
afterload	후부하
afterpains	산후통
agnosia	인지장애, 실인증
agoraphobia	광장 공포증
agranulocytosis	무과립구증, 무과립세포증
airway	기도
akinesia	운동불능
albinism	백피증, 백색증
alcohol blackout	알코올(성) 일과성 기억상실
alcohol intoxication	알코올중독
alcohol swabs	알코올 솜
aldosteronism	알도스테론증
alopecia	탈모증
Alzheimer's disease	알츠하이머병
ambivalence	양가감정

amblyopia	약시	ankylosis	강직
ambulation	보행	anorexia	식욕부진
amelia	무지증, 사지결손증	anorexia nervosa	신경성 식욕부진증
amenorrhea	무월경	anovulatory	무배란
amnesia	기억상실	anoxia	산소결핍(무산소
amniocentesis	양수천자		상태)
amnion	양막	antepartum	산전(분만전)
amniotic fluid	양수	anterior fontanel	대천문
amniotic fluid embolism		anthropophobia	대인 공포증
	양수색전증	antiacid	제산제
amniotomy	양막절개	antibody	항체
amputation	절단	anticoagulant	항응고제
anaerobic	혐기성의	antiemetic	진토제
anal fissure	항문열상, 치열	antigen	항원
anal fistula	치루	antipsychotic drugs	항정신병 약물
analgesia	무통각	antipyretic	해열제
analgesics	진통제	antisocial personality disorder	
anastomosis	문합술		반사회성 인격장애
anemia	빈혈	anuria	무뇨
anencephaly	무뇌증	anxiety	불안
anesthesia	마취, 마비	anxiety disorder	불안장애
angina pectoris	협심증	aortic dissection	대동맥박리
angiocardiography	심혈관조영술	aphagia	연하불능
angiography	혈관조영술	aphasia	실어증
anhydrosis	무한증	aplastic anemia	재생불량성 빈혈

apnea	무호흡
appearing	배림
appendicitis	충수돌기염, 맹장염
apperception	통각
applicator	면봉
areola	유륜(유두 주위로 착색된 둥근 부위)
arousal	각성
arrhythmia	부정맥
art therapy	미술치료
arterial blood pressure	동맥압
arteriography	동맥촬영술
arteriopuncture	동맥천자
arteriosclerosis	동맥경화증
arthralgia	관절통
ascites	복수
asepsis	무균법
Asherman's syndrome	애셔만 증후군
asphyxiation	질식
aspiration	흡인
assessing	사정
asthenia	무력증
asthma	천식
asthmatic wheezing	천식음
astigmatism	난시
ataxia	운동 실조
atelectasis	무기폐(폐에 공기가 없는 상태)
atherosclerosis	죽상(동맥)경화증
atopic allergy	아토피성 알러지
atopic dermatitis	아토피성 피부염
atopy	아토피, 과민성
atrial fibrillation	심방세동
atrophy	위축
attention-deficit hyperactivity disorder	주의력결핍, 과다활동장애
auditory hallucination	환청
auscultation	청진
autistic disorder	자폐장애
autistic thinking	자폐적 사고
autograft	동종이식, 자기이식
aversion technique	혐오자극법
azoospermia	무정자증

B

babinski reflex	바빈스키 반사
bacteria	세균
bacteriur	세균뇨

bandage scissors	붕대가위
basal cell carcinoma	기저세포암
basal metabolism	기초대사
bed pan	침상변기
bed rest	침상안정
behavior modification techniques	행동수정기법
behavior therapy	행동(행태)치료
benign	양성
bile duct	담관
bipolar disorder	양극성 장애, 조울증
birth canal	산도
blood dyscrasia	혈액 이상, 혈액 질환
blood pressure	혈압
blood transfusion	수혈
blurred vision	흐린 시야
body temperature	체온
bone graft	골이식
bone marrow	골수
bowel movement	장운동
bowel training program	장훈련
bradycardia	서맥
bradypnea	서호흡(느린 호흡)
brain abscess	뇌농양
bronchiectasis	기관지확장증
bronchitis	기관지염
bronchodilator	기관지 확장제
bronchography	기관지 조영술
bronchopneumonia	기관지 폐렴
bronchoscopy	기관지경 검사
bronchosinusitis	기관지 부비강염
bronchovesicular sound	폐포음
bulimia	식욕항진
bulimia nervosa	신경성 폭식증
bulla	수포
burn injuries	화상

C

cachexia	악액질
cardiac arrest	심박동 정지
cardiac dysrhythmias	심부정맥
cardiac massage	심장 마사지
cardiac output	심박출량
cardiogenic shock	심인성 쇼크
cardioversion	심율동전환
caries	충치
cartilage	연골
cast bandage	석고붕대
castration fear	거세공포

cataract	백내장
catheterization	인공도뇨, 도뇨삽입
cellulitis	봉와직염
cerebellum	소뇌
cerebral angiography	뇌혈관 조영술
cerebral arteriosclerosis	뇌동맥경화증
cerebral palsy	뇌성마비
cerebrum	대뇌
cervical dilatation	경관 개대 (자궁목의 개대)
cervical effacement	경관 소실 (자궁목의 소실)
cervical incompetent	자궁경부무력증
cervicitis	자궁경부염
cervix	자궁경부
chancroid	연성하감
change of shift report	근무교대 보고
chemoreceptor	화학수용기
chemotherapy	항암요법
chicken pox	수두
chilling	오한
chlamidia trachomatis	글라미디아 감염
cholangiography	담관조영술
cholecystectomy	담낭절제술
cholecystitis	담낭염
cholecystography	담낭조영술
cholelithiasis	담석증
chondrosarcoma	연골육종
chorea	무도증, 무도병
chorion	융모막
chromosome	염색체
chronic illness	만성 질병
chronic pain	만성 통증
circulatory failure	순환부전
cirrhosis	경변증
claudication	파행
claustrophobia	밀폐(폐쇄)공포증
clavicle fracture	쇄골골절
cleavage	난할
client record	대상자 기록
climacteric	갱년기
clubbing	곤봉지
coagulation	응고
cognitive therapy	인지치료
coitus	성교
colitis	결장염, 대장염
colon	결장
colostomy	결장루

colostrum	초유
coma	혼수
communication disorder	의사소통장애
compulsion	강박행동
conception	수정
conduction system	전도계
confusion	착란
conjunctivitis	결막염
consolidation	경화
constipation	변비
contact dermatitis	접촉성 피부염
continuing education	계속교육
contraception	피임
contracture	경축
contusion	좌상, 타박상
convulsion, cramp	경련
core temperature	심부체온
coryza	콧물, 코감기
countertraction	상대견인
couvelaire uterus	쿠벨레아 자궁, 자궁태반 일혈증
cracked nipple	유두균열
cranial nerve	뇌신경
cretinism	크레틴증
crowning	발로
curettage	소파술
curve of carus	캐러스 곡선(골반의 곡선)
Cushing's syndrome	쿠싱 징후군
cutaneous pain	피부 통증
cyanosis	청색증
cyst	낭종
cystectomy	방광절제술
cystic calculus	방광결석
cystitis	방광염
cystocele	방광류
cystogram	방광 조영술
cystoscopy	방광경 검사
cytopenia	혈구 감소증

D

day dreaming	백일몽
deafness	난청
debridement	변연절제술
decidua	탈락막
decubitus ulcer	욕창
deep tendon reflex(DTR)	심부건 반사
defense mechanisms	방어기전
deformity	기형

dehydration	탈수	diagnosing	진단
delayed union	지연유합	dialysis	투석
delirium	섬망	diaper rash	기저귀 발진
delivery	출산, 분만	diaphoresis	발한작용
delusion	망상	diarrhea	설사
delusional disorder	망상장애	diastolic pressure	이완기혈압
dementia	치매	diencephalon	간뇌
denial	부정	diphtheria	디프테리아
dental caries	치아우식증	diplopia	복시
dependent nursing actions		discharge	퇴원
	의존적 간호활동	discharge planning	퇴원계획
depolarization	탈분극 상태	disinfection	소독
depressed nipple	함몰유두	diskography	추간판 조영술
depression	우울	dislocation	탈구
depressive personality disorder		disposable pad	일회용 패드
	우울성 인격장애	dissociation	해리
dermabrasion	피부박리술	dissociative amnesia	해리성 기억상실
dermatitis	피부염	dissociative disorder	해리성 장애
dermatophyte	피부사상균	distractability	주의산만
dermis	진피	diuretic	이뇨제
descent	하강	diverticulitis	게실염
deviation	편위, 사위	dizziness	현기증
diabetes insipidus	요붕증	dressing cart	드레싱 카트
diabetes mellitus	당뇨병	drowsiness	조는 상태, 기면 상태
diabetic ketoacidosis	당뇨병성 케톤산증	drug abuse	약물남용

drug misuse	약물오용
ductus arteriosus	동맥관
ductus venosus	정맥관
dumping syndrome	덤핑 증후군
duodenal ulcer	십이지장 궤양
dura mater	경막
dwarfism	왜소 발육증, 소인증
dyscrasia	악액질
dysentery	이질
dyskinesia	운동장애
dysmenorrhea	월경곤란증
dyspareunia	성교곤란증
dyspepsia	소화불량
dysphagia	연하곤란, 연하장애
dysplasia	이형성
dyspnea	호흡곤란
dystocia	난산
dysuria	배뇨곤란

E

ecchymosis	반상출혈
eclampsia	자간증
ectopic pregnancy	자궁외 임신
eczema	습진
edema	부종
effleurage	경찰법(복부를 가볍게 치는 마사지 방법)
effusion	삼출, 삼출액
ego	자아
elbow restraint	팔꿈치 억제대
electrocauterization	전기소작법
electromyogram	근전도
electronic fetal monitoring	전자태아감시기
elimination disorder	배설장애
embolic	색전증
embolus	색전
emergency treatment	응급처치
emollient	윤활제
emphysema	폐기종
empty nest syndrome	빈둥지 증후군
encephalitis	뇌염
encephalomalacia	뇌연화증
endocarditis	심내막염
endometritis	자궁내막염
endometrium	자궁내막
endoscopy	내시경 검사
enema	관장
enteral nutrition	경장 영양
enteritis	장염
enuresis	야뇨증

ependyma	뇌실막
epidemic parotitis	유행성 이하선염
epidydimis	부고환
epilepsy	간질
episiotomy	회음절개술
epistaxis	비출혈, 코피
erosion	미란
	(만성 경관염 증상)
eruption	발진, 맹출
erythema	홍반
erythrocytosis	적혈구 증가증
erythropenia	적혈구 감소증
eschar	가피
esophageal atresia	식도 폐쇄
esophageal stenosis	식도협착
esophagectomy	식도 절제술
esophagitis	식도염
esophagography	식도조영술
estrogen	에스트로겐
eupnea	정상호흡
exanthema	발진
exhibitionism	노출증
exostosis	외골증
expiration	호기
expulsion	만출
exudate	삼출물

F

fallopian tube	나팔관
falls	낙상
family therapy	가족치료
fascitis	근막염
fat embolism	지방 색전증
fatty acid	지방산
fatty liver	지방간
febrile convulsion	열성경련
fecal incontinence	변실금
feces	분변
feces impaction	분변매복
feeding disorders	섭식장애
fertilization	수태, 수정
fetal alcohol syndrome	
	태아알코올증후군
fetal death	태아사망(임신 20주
	이후의 태아사망)
fetal erythroblastosis	태아적악구증
fetal lie	태위(모체의 장축과
	태아의 장축과의 관계)
fetoscope	태아경
fetus	태아
fimbriae of uterine	난관채

flatulence	고창
flexion	굴곡, 굽힘
flushing	홍조
foley catheter	유치도뇨관
folliculitis	모낭염
follow up	추후관리
footdrop	수족
Foramen ovale	난원공
forceps	겸자, 섭자
forceps delivery	겸자분만
fracture	골절
frequency of urine	빈뇨
friction	마찰
frontal lobe	전두엽
full-term infant	만삭아(임신 38~42 주에 태어난 아기)
fungi	곰팡이
funic souffle	제대잡음
furuncle	절종, 부스럼, 종기

G

galactorrhea	유즙분비과다
ganglion	신경절
gangrene	괴저, 탈저
gastrectomy	위절제술
gastric ulcer	위궤양
gastritis	위염
gastroduodenitis	위십이지장염
gastroenteritis	위장염
gastroptosis	위하수
gastrostomy	위루술
gavage feeding	위관 영양
genitalia	생식기
gestation, gravid	임신
gestational age	재태연령
gestational period	재태기간, 임신기간
gestational trophoblastic disease	임신성 융모질환
giantism	거인증
gingiva	잇몸
gingivitis	치은염(잇몸의 염증)
glaucoma	녹내장
glomerulonephritis	사구체신염
glossitis	설염(혀의 염증)
glycosuria	당뇨
goiter	갑상선종
gonorrhea	임질
Goodell's sign	굳델징후
gout	통풍
Graafian follicle	그라프 난포, 성숙난포

graft	이식	hemiparesis	편측부전마비
gram-negative bacteria	그람음성균	hemiplegia	편마비, 반신불수
		hemolysis	용혈
gram-positive bacteria	그람양성균	hemolytic anemia	용혈성 빈혈
		hemolytic jaundice	용혈성 황달
grandiose delusions	과대망상	hemophilia	혈우병
granulocytopenia	과립구 감소증	hemoptysis	객혈, 혈담
granulocytosis	과립구 증가증	hemorrhage	출혈
gravidity	임신력	hemorrhoid	치질
gray matter	회백질	hemostasis	지혈
group psychotherapy	집단 정신치료	hemostat	지혈겸자
guaiac test	잠혈검사	hepatic abscess	간농양
H		hepatic coma	간성 혼수
hallucination	환각	hepatic failure	간부전
hammer toe	추상발가락	hepatitis	간염
headache	두통	hepatoma	간종양
health promotion	건강증진	hepatomegaly	간비대
heart rate	심박동수	hernia	탈장
heart transplantation	심장이식술	herpes simplex	단순포진
heartburn	가슴앓이	herpes zoster	대상포진
hemangioma	혈관종	hiatal hernia	식도열공 탈장
hemarthrosis	관절혈증, 출혈성 관절증	high risk	고위험
		histrionic personality disorder	히스테리성 인격장애
hematoma	혈종		
hematuria	혈뇨	hoarseness	쉰 목소리

Hodgkin's disease	호지킨병
homosexuality	동성애
hot flush	열감(안면홍조)
hydatidiform mole	포상기태
hydralazine(Apresoline)	항고혈압제
hydramnios	양수과다증
hydrarthrosis	관절수종
hydrocele	음낭수종
hydrocephalus	수두증, 뇌수종
hydrops fetalis	태아수종
hymen	처녀막
hyperaldosteronism	고알도스테론증
hyperbilirubinemia	고빌리루빈혈증
hypercalcemia	고칼슘혀릉
Hyperemesis gravidarum	임신오조증
hyperglycemia	고혈당(증)
hyperemia	충혈
hyperpigmentation	착색과다
hyperpyrexia	고열
hypertension	고혈압
hyperthermia	고체온
hyperthyroidism	갑상샘 기능항진증
hypertrophic arthritis	비대성 관절염
hypertrophy	비대
hyperventilation	과도호흡
hypnosis	최면요법
hypochondriasis	건강염려
hypoglycemia	저혈당(증)
hypokalemia	저칼륨혈증
hypoparathyroidism	부갑상샘 기능 저하증
hypophysectomy	뇌하수체 절제술
hypopnea	저호흡, 호흡저하
hypothalamus	시상하부
hypothermia	저체온
hypoxia	저산소증
hysterosalpingography	자궁난관조영술
hysterotomy	자궁절개술

I

icterus	황달
identification	동일시
ileostomy	회장루
ileus	장폐색증
illness	병
immune response	면역 반응
immunity	면역성
imperforated anus	항문폐쇄

implantation	착상
in-service education	실무교육
incision	절개
incoherence	사고(思考)의 지리멸렬
incontinence	실금
incubation period	잠복기
inertia uterine	자궁무력증
infarction	경색증
infection	감염
infertility	불임
inflammation	염증
influenza	인플루엔자, 유행성 감기
inguinal hernia	서해부탈장
injection	주사
inotropic agent	강심세
insight	병식 또는 통찰력
insomnia	불면증
intensity of contraction	수축강도
interview	면담
intestinal diverticulosis	장게실증
intestinal obstruction	장폐색증
intracranial pressure	두개내압, 뇌내압
intramuscular injection	근육주사
intussusception	장중첩증, 중적증
inversion of uterus	자궁내번증
involution of uterus	자궁퇴축
iritis	홍채염
iron deficiency anemia	철분결핍성 빈혈
ischemia	국소빈혈
ischemic heart disease	허혈성 심질환
isolation	격리
isometric exercise	등척성 운동
isotonic exercise	등장성 운동

J

jaundice	황달
joint	관절, 결합
juvantia	보조제

K

Kaposi's sarcoma	카포시 육종
Kegel's exercise	케겔 운동
kelman's operation	백내장수술
keratitis	각막염
keratocentesis	각막천자

keratoplasty	각막이식술
kernicterus	핵황달
ketonuria	케톤뇨
ketosis	케토시스
kraurosis vulva	외음위축증
kussmaul's respiration	쿠스마울 호흡
kyphosis	척추후만증

L

labia majora	대음순
labia minora	소음순
laceration	열상
lactation	수유(유즙의 분비)
Lamaze method	라마즈분만법
laryngectomy	후두절제술
laryngitis	후두염
laryngoscopy	후두경 검사
laryngotomy	후두절개술
laxative	완하제, 이완제
learning disorders	학습장애
leiomyosarcoma	평활근육종
leprosy	나병, 한센병
leukemia	백혈병
leukoplakia	백색각화증
leukorrhea	백대하
levator ani muscle	항문거근
linea alba	백선
linea nigra	흑선
lithiasis	결석증
Lithotomy position	쇄석위
liver biopsy	간생검
liver cirrhosis	간경변증
liver engorgement	간울혈
liver function test	간기능검사
liver transplantation	간이식
localized symptoms	국소 증상
lochia	오로
lordosis	척추전만증
low back pain	요통
low-residue diet	저섬유소 식이
lung abscess	폐농양
lung biopsy	폐생검
lung cancer	폐암
lymphedema	림프 부종
lymphocytopenia	림프구 감소증

M

macrosomia	거대아
macule	반점
major depressive disorder	주요 우울장애

malignant	종양	metastasis	전이
mammary gland	젖샘	metrorrhagia	자궁출혈
mastalgia	유방통	midwife	조산사
mastitis	유방염, 유선염	migraine	편두통
measles	홍역	Mile's operation	마일즈 수술
mechanism of labor	분만기전	mitral stenosis	승모판 협착증
meconium	태변	moist cold	습냉
medical asepsis	내과적 무균법	moist heat	습열
medication	투약	mongolian spot	몽고반점
medication record	투약기록	mood disorder	기분장애
megaloblastic anemia	거대적아구성 빈혈	morning sickness	입덧
Meig's syndrome	복수, 흉수 증후군	morula	상실배
melanoderma	흑피증(黑皮症)	multiple myeloma	다발성 골수종
melena	혈변, 흑색변	multiple pregnancy	다태임신
menarche	초경	multiple sclerosis	다발성 경화증
Meniere's disease	메니에르병	mumps	유행성 이하선염, 볼거리
meningitis	수막염, 뇌막염		
meningoblastoma	수막아세포종	muscle spasm	근육연축
meningoencephalitis	수막뇌염	music therapy	음악요법
menopause	폐경	Mullerian duct	뮐러관
menorrhagia	월경과다	myelography	척수조영술
menstruation	월경	myocardial infarction	심근경색증
mental retardation	정신지체		
metabolic acidosis	대사성 산증	myosis	동공축소
metabolic alkalosis	대사성 알카리증	myositis	근염

myringoplasty	고막성형술
myxedema	점액수종

N

narcolepsy	기면증
nasopharyngitis	비인두염
nausea	오심, 구역질
necrosis	괴사
neonatal respiratory distress	신생아 호흡곤란
nephrectomy	신장적출술
nephritis	신장염
nephrolithiasis	신결석증
nephropathy	사구체질환
nephrotic syndrome	신증후군
neuralgia	신경통
neurocytoma	신경세포종
Neuropsychological test	신경심리검사
neutropenia	호중구 감소증
neutrophilia	호중구 증가증
nevus	모반
nocturia	야뇨(증)
nosocomial infection	병원 감염
numbness	무감각
nursing	간호
nursing accident	간호사고
nursing care plan	간호계획
nursing care round	간호회진
nursing diagnosis	간호진단
nursing history	간호력
nursing process	간호과정
nursing theory	간호이론
nutrition	영양
nyctalopia	야맹증
nystagmus	안구진탕증

O

obesity	비만(증)
objective data	객관적 자료
observation	관찰
obsessive-compulsive disorder	강박장애
obstruction	폐색증
occipital lobe	후두엽
occult blood	잠혈
oligohydramnios	양수과소증
oliguria	핍뇨
omphalocele	배꼽 탈장
oophorectomy	난소절제술
oozing	삼출성
ophthalmoscope	검안경

oral contraceptives	구강 피임약
orientation	지남력
orthopnea	기좌호흡
osteoarthritis	골관절염
osteomalacia	골연화증
osteomyelitis	골수염
osteoporosis	골다공증
otalgia	이통
otitis externa	외이염
otitis media	중이염
otoscope	이경
ovarian follicle	난포
ovary	난소
oviduct	난관, 자궁관
ovulation	배란
ovum	난자(여성생식세포)
oxygen therapy	산소요법
oxytocin	옥시토신(분만촉진제)

P

pacemaker	심박조율기
pain disorder	통증장애
palpation	촉진
palpitation	심계항진, 두근거림
pancreatitis	췌장염
pandemic	범유행
panic	공황
panic disorder	공황장애
papule	구진
paracentesis	복수천자
paradoxical respiration	역리 호흡
paralysis	마비
paranoid personality disorder	편집성 인격장애
paranoid type	편집형
paraphilias, sexual deviation	성도착증 또는 변태성욕
parasympathetic	부교감신경성의
parenteral nutrition	비경구적 영양
parietal lobe	두정엽
parotitis	이하선염
paroxysmal supraventricular tachycardia	발작성 심실상부빈맥
partial bath	부분목욕
parturition	분만
passage way	산도
patch	반창고, 반점
pathogen	병원체
pelvic outlet	골반출구

penis	음경
penis envy	남근 선망
peptic ulcer	소화성 궤양
perception	인지
percussion	두드리기, 타진
perforation	천공
pericardial effusion	심낭삼출액
perineum	회음
periostitis	골막염
peristalsis	연동운동
peritonitis	복막염
pernicious anemia	악성빈혈
persecutory delusion	피해망상
personal hygiene	개인위생
Personality test	인성검사
pessary	페서리(질과 자궁경관에 장치하는 기구)
petechia	점상 출혈
pharyngitis	인두염
phlebitis	정맥염
phlebotomy	정맥절개술
phototherapy	형광요법(광선요법)
physical assessment	신체사정
pitting edema	요흔성 부종
placebo	위약
placenta	태반
placenta accreta	유착태반
placenta previa	전치태반
placental expulsion	태반만출
plaster	반창고
pleura	흉막
pleural effusion	흉막삼출액
pleurisy	흉막염
pneumonectomy	폐절제술
pneumonia	폐렴
pneumothorax	기흉
poisoning	중독
polyhydramnios	양수과다
poliomyelitis	소아마비
polycythemia	다혈구증
polydactyly	다지증
polydipsia	다갈증
polyp	용종
polyphagia	다식증, 대식
polyuria	다뇨증, 다뇨
post term infant	만숙아
post-traumatic stress disorder	외상 후 스트레스 장애
postmature infant	과숙아

postpartum	산욕기(산후 6~8주까지의 시기)
postpartum blues	산후우울
postpartum depression	산후우울증
postpartum infection	산욕기 감염
postural drainage	체위배액
powers	만출력
preeclampsia	자간전증
preload	전부하
premature contraction	조기수축
premature infant	조산아
prematurity	미숙아, 미숙
presbycusis	노인성 난청
presbyopia	노안, 노시
prescription	처방
pressoreceptor	압수용기
pressure ulcer	욕창
primary sex characteristics	1차 성징
primipara	초산부
problem-oriented record	문제중심기록
progesteron	프로게스테론
progress notes	경과기록
projection	투사
prolapse of cord	제대탈출
prolonged labor	지연분만
prone position	복위
prostaglandins	프로스타글란딘
prostate	전립샘
prostatectomy	전립샘절제술
proteinuria	단백뇨
pruritus	소양증, 가려움증
pseudopregnancy	거짓임신
psoriasis	건선
psychoanalysis	정신분석
psychodrama	심리극
psychogenic amnesia	심인성 기억상실
psychopharmacology	정신약리학
psychotherapy	정신치료
puberty	사춘기
pudendal block anesthesia	외음부 차단술
puerperal fever	산욕열
puerperal sepsis	산욕기 패혈증
puerperium psychosis	산후정신병적 우울증
pulmonary angiography	폐혈관조영술

pulmonary artery pressure	폐동맥압
pulmonary edema	폐수종
pulmonary emphysema	폐기종
pulmonary fibrosis	폐섬유증
pulmonary infarction	폐경색
pulmonary tuberculosis	폐결핵
pulse	맥박
purpura	자반
pus pan	곡반
pustule	농포
pyelitis	신우염
pyelonephritis	신우신염
pyloric obstruction	유문폐쇄
pyloric stenosis	유문협착
pyloroplasty	유문형성술
pylorospasm	유문경련
pyrexia	발열
pyuria	농뇨

R

rectocele	직장류
rectovaginal fistula	직장질루
refusal of food	거식증
regional enteritis	국소성 회장염
regression	퇴행
regurgitation	역류
relaxation training	이완훈련
renal biopsy	신생검
renal failure	신기능부전
repolarization	재분극
repression	억압
resident bacteria/flora	상주균
resonance	공명음
respiration	호흡
restraint	억제대
retained placental fragments	태반잔류조직
retinal detachment	망막박리
retrolental fibroplasia	수정체 후부 섬유 증식증
rheumatic fever	류머티즘열
rheumatoid arthritis	류머티즘 관절염
rhonchi	수포음
rigidity	경축, 경직

S

sabin vaccine	경구용 소아마비약 (생백신)
salk vaccine	주사용 소아마비약

.	(사백신)
salpingectomy	난관절제술
salpingitis	난관염
sarcoma	육종
saturated fatty acid	포화 지방산
saucerization	배형성
scabies	옴, 개선
scale	체중기
scale(schuppe)	인설
scar	흉터, 반흔
scarlet fever	성홍열
schizoid personality disorder	
	분열성 인격장애
schizophrenia	정신분열병
schizotypal personality disorder	
	분열형 인격장애
scissors	가위
scoliosis	척추측만증
scrotum	음낭
scurvy	괴혈병
seborrheic dermatitis	
	지루성 피부염
secondary hypertension	
	2차성 고혈압
secondary sex characteristics	

	2차 성질
seizure	간질발작, 발작
self-help group	자조집단
seminal vesicle	정낭
senile lentigo	노인성 반점
septectomy	비중격절제술
septicemia	패혈증
sexual aversion disorders	
	성적 혐오장애
sexual frigidity	성불감증
sexual masochism	성적 피학증
sexual sadism	성적 가학증
show	이슬
Sheehan's syndrome	뇌하수체괴사증후군
sickle cell anemia	겸상적혈구성 빈혈
side rail	침상난간
sigmoidoscopy	S상결장경검사법
silicosis	규폐증
Sim's position	심스위
sinus tachycardia	동성빈맥
sinusitis	부비동염
sitting position	좌위
sitz bath	좌욕
skin graft	피부이식
skin test	피부검사

sleep apnea	수면무호흡증	strabismus	사시
sleep cycle	수면주기	stress test	운동부하검사
small pox	천연두	stress urinary incontinence	
snellen chart	시력표		긴장성(복압성) 요실금
sore throat	인후통, 목감기	striae gravidarum	임신선
source oriented record	정보중심기록	stroke	발작
spasm	경축, 강직	stupor	혼미
sperm	정자(남성생식세포)	stuttering	말더듬기
sphygmomanometer	혈압계	subarachnoid space	지주막하강
spinal cord	척수	subcutaneous injection	
spinal tapping	요추천자		피하주사
splint	부목	subjective data	주관적 자료
sprain	염좌	subluxation	부전탈구, 아탈구
sputum	객담	suctioning	흡인법
steatoma	지방종, 피지낭종	suffocation	질식
stenosis	협착증	superego	초자아
sterile gloves	소독 · 멸균장갑	supine position	앙와위
sterile towel	멸균포	support	지지
sterility	불임	suppository	좌약
sterilization	멸균	suppression	억제
stethoscope	청진기	surgical asepsis	외과적 무균법
stiffness	강직	surgical blade	외과용 칼날
stillbirth	사산	susceptibility	감수성
stimulus	자극	suspiciousness	의심증
stomatitis	구내염	suture	봉합

swelling	종창, 팽윤	thalamus	시상
sympathectomy	교감신경절제술	thermometer	체온계
sympathetic nerve	교감신경	thoracentesis	흉곽천자
symphysis pubis	치골결합	thoracoscopy	흉강경 검사
syncope	실신, 기절	thoracotomy	개흉술
synovial fluid	활액	thrombocytopenia	혈소판 감소증
syphilis	매독	thrombocytosis	혈소판 증가증
systemic lupus erythematosus	전신성홍반성낭창	thrombolytics	혈전용해제
		thrombophlebitis	혈전성 정맥염
systolic hypertension	수축기 고혈압	thrush	아구창
systolic pressure	수축기혈압	thumb sucking	엄지빨기
T		thymus	흉선
tachycardia	빈맥	thyroidectomy	갑상샘 절제술
tachypnea	빈호흡	thyroiditis	갑상샘염
tactile	촉각	tic disorder	틱장애
tartar	치석	tinea	백선, 윤선
temporal lobe	측두엽	tinnitus	이명
tenderness	압통	toilet training	배변훈련
teratoma	기형종	tolerance	내성
terbutaline	자궁근 이완제	tongue depressor	설압자
testis	고환	tongue pressure	압설자
testosterone	테스토스테론 (남성호르몬)	tonsillectomy	편도절제술
		tonsillitis	편도(선)염
tetanus	파상풍	tonus	긴장도
tetany	테타니	tophus	통풍결절

torsion	염전
toxemia	임신중독증
tracheostomy tube	기관절개관
tracheotomy	기관절개술
traction	견인
transitional stool	이행변
trial of labor	분만시도
trichomonas vaginitis	트리코모나스성 질염
trimester	기(期, 임신기간을 나누는 단위)
tub bath	통목욕
tumor	종양
Turner syndrome	터너 증후군

U

ulcer	궤양
ulcerative colitis	궤양성 대장염
umbilical cord	제대
umbilical hernia	제대탈출
unconsciousness	무의식
unguentum	연고
unsaturated fatty acid	불포화 지방산
uremia	요독증
urethritis	요도염
urethrography	요도 촬영술
urinary diversion	요로 전환
urinary incontinence	요실금
urinary retention	요정체
urticaria	두드러기, 담마진
uterine atony	이완성 자궁출혈
uterine cavity	자궁강
uterine myoma	자궁근종
uterine orifice	자궁구
uterus	자궁

V

vagina	질
vaginal douch	질세척
vaginal speculum	질경
vaginitis	질염
valvular heart disease	판막성 심장질환
valvuloplasty	판막형성술
varicella zoster	대상포진
varices, varix	정맥류
vasoconstriction	혈관수축
vasodilatation	혈관확장
vasodilatator	혈관확장제
vein stripping	정맥류 제거술
ventilation	환기
ventricle	뇌실

ventricular hypertrophy	심실비대
ventriculography	뇌실조영술
vernix caseosa	태지
vertebral canal	척주관
vertex	두정
vertigo	현훈, 어지러움
vesicle	수포
virulence	독성
vital sign	활력징후
vitiligo	백반, 백진풍
vomiting	구토
voyeurism	관음증
vulva	외음부(여성의 외부 생식기)
vulvectomy	외음절제술

W

weakness	허약
weaning	이유, 젖떼기
Wechsler Adult Intelligence Scale (KWIS)	지능검사
wet dressing	습포
wheezing sound	천식음
whooping cough	백일해
Wilms' tumor	빌름스 종양
withdrawal or abstinence syndrome	금단증상

X

xanthosis	황색증
xerosis	건조증, 마름증
xerostomia	구내건조증

Y

yawn reflex	하품반사
yeast	효모
yersiniosis	헤르시니아증

Z

zoonosis	인수공통감염증, 인수전염병
zygote	접합체
zymolysis	효소 분해, 발효

단원학습문제

A 다음의 질환명에 대한 용어를 영문으로 쓰시오.

1. 농양 ( )
2. 양가감정 ( )
3. 협심증 ( )
4. 천식 ( )
5. 부정맥 ( )
6. 서호흡 ( )
7. 기관지확장제 ( )
8. 담낭절제술 ( )
9. 항암요법 ( )
10. 요붕증 ( )
11. 배뇨곤란 ( )
12. 식도폐쇄 ( )
13. 위궤양 ( )
14. 객혈 ( )
15. 치은염 ( )
16. 관절수종 ( )
17. 경색증 ( )
18. 각막염 ( )
19. 간생검 ( )
20. 근육연축 ( )

B 다음의 각 질환에 대한 용어를 우리나라 말로 쓰시오.

1. nephritis ( )
2. paracentesis ( )
3. peritonitis ( )
4. prostate ( )
5. pulmonary edema ( )
6. salpingitis ( )
7. tachycardia ( )
8. vein stripping ( )

정답

A.

1. abscess
2. ambivalence
3. angina pectoris
4. asthma
5. arrhythmia
6. bradypnea
7. bronchodilator
8. cholecystectomy
9. chemotherapy
10. diabetes insipidus
11. dysuria
12. esophageal atresia
13. gastric ulcer
14. hemoptysis
15. gingivitis
16. hydrarthrosis
17. infarction
18. keratitis
19. liver biopsy
20. muscle spasm

B.

1. 신장염
2. 복부천자
3. 복막염
4. 전립선
5. 폐수종
6. 난관염
7. 빈맥
8. 정맥류제거술

3

알파벳 순서에 따른

의학약어 찾기

단원학습 목표

이 단원에서는 병원에서 실무적으로 자주 사용되고 있는 의학약어를 중심으로 알파벳 순서에 따라 분류하여 찾아 보기 쉽게 하였고, 첫째 단원과의 의학약어 반복학습을 통해 어려운 의학용어를 보다 빨리 익히게 하였으며 의학약어 · 의학약어의 풀네임, 그 의미의 순으로 기술하여 학습하도록 하고 있다.

알파벳 순서에 따른 의학약어 찾기

병원 및 임상현장에서 자주 사용되는 의학약어들에 관련하여 알파벳 순서로 찾아보기 쉽게 이들 의학약어들을 구체적으로 열거하고 있다.

A

Ab(antibody)	항체
ABGA(arterial blood gas analysis)	동맥혈 기체분석
ABR(absolute bed rest)	절대 안정
AC(air conduction)	공기전도
ACTH(adrenocorticotrophic hormone)	부신피질자극 호르몬
AD(auris dextra)	오른쪽 귀
ADH(anti diuretic hormone)	항이뇨호르몬
ADHD(attention deficit hyperactivity disorder)	주의력 결핍 과잉활동장애
ADL(activities of daily living)	일상생활동작
AFB(acid-fast-bacillus)	객담검사(결핵균 검사)
Ag(antigen)	항원
AGE(acute gastro enteritis)	급성 위장염
A/G ratio(albumin/globulin ratio)	알부민/글로불린 비율
AIDS(acquired immunodeficiency syndrome)	후천성 면역결핍 증후군
A-line(arterial line)	동맥관
ALL(acute lymphocytic leukemia)	급성 림프성 백혈병
AMF(artificial milk feeding)	인공우유수유
AML(acute myelogenous leukemia)	급성 골수성 백혈병
AN(anesthetics)	마취과
ANLL(acute nonlymphocytic leukemia)	급성 비임파구성 백혈병

Anx(anxiety)	불안
APT(acute pharyngo tonsilitis)	급성 인두편도염
APT(atrial paroxysmal tachycardia)	심방발작성 빈맥
ARF(acute renal failure)	급성 신부전증
AS(aortic stenosis)	대동맥 협착
AS(auris sinistra)	왼쪽 귀
ASD(atrial septal defect)	심방중격결손증
AU(aures unitas)	양쪽 귀
A-V node(atrioventricular node)	방실결절
B	
BaE(barium enema)	바륨관장
BBT(basal body temperature)	기초체온법
BC(bone conduction)	골전도
BED(binge eating disorder)	폭식장애
BMF(breast milk feeding)	모유수유
BMR(basal metabolic rate)	기초대사율
BMT(bone marrow transplantation)	골수이식
BPD(bipolar disorder)	양극성 장애
BPH(benign prostatic hypertrophy)	전립선비대
BSO(bilateral salpingo-oophorectomy)	양측난소난관절제술
BST(blood sugar test)	혈당검사
BUN(blood urea nitrogen)	혈중요소질소
bx(biopsy)	생검
C	
Ca(cancer)	암

CABG(coronary artery bypass graft)	관상동맥우회술
CAD(coronary artery disease)	관상동맥질환
Cal(calories)	칼로리
CAT(computerized axial tomography)	컴퓨터단층법
CBC(complete blood count)	전혈검사
CCPD(continuous cycler peritoneal dialysis)	지속성 순환기 보조복막 투석
CD(conduct disorder)	행동장애, 품행장애
CG(cystography)	방광조영술
CHD(congenital heart disease)	선천성 심장질환
CHF(congestive heart failure)	울혈성 심부전
CIN(cervical intraepithelial neoplasia)	자궁경관 상피내 종양
CIS(carcinoma in situ)	상피내 암종
CLD(chronic lung disease)	만성 폐질환
C-line(central line)	중심정맥관
CLL(chronic lymphocytic leukemia)	만성 림프성 백혈병
CMG(cystometrography)	방광내압 측정검사법
CML(chronic myelogenous leukemia)	만성 골수성 백혈병
CMV(continuous mechanical ventilation)	지속적인 인공호흡
CNS(central nervous system)	중추신경계
COPD(chronic obstructive pulmonary disease)	만성 폐쇄성 폐질환
CP(cerebral palsy)	뇌성마비
CP(chief problem)	주요 문제
CPAP(continuous positive air way pressure)	지속적 양압호흡
CPR(cardio pulmonary resuscitation)	심폐소생술
CRF(chronic renal failure)	만성 신부전증

C/S(caesarean section)	제왕절개술
CS(chest surgery)	흉부외과
CSF(cerebrospinal fluid)	뇌척수액
CST(contraction stress test)	자궁수축 검사
CT(computerized tomography)	전산화 단층촬영
CVA(cerebrovascular accident)	뇌졸증
CVA(costovertebral angle)	늑골 척추각
CVP(central venous pressure)	중심정맥압
CVT(cerebrovascular thrombosis)	뇌혈전증
D	
D&C(dilatation and curettage)	자궁경관 확장과 소파술
D/C(dc)(discontinue)	중단, 정지
DD(differential diagnosis)	감별진단
Del(delusion)	망상
DFA(difficulty in falling asleep)	잠들기 어려움
DI(deterioration index)	치매지수
DI(diabetes insipidus)	요붕증
DIC(disseminated intravascular coagulation)	파종성 혈관내 응고장애
DKA(diabetic ketoacidosis)	당뇨병성 케톤산증
DM(diabetes mellitus)	당뇨병
DOA(death on arrival)	도착 시 사망
DOB(date of birth)	출생연월일
DOD(date of discharge, date of death)	퇴원 혹은 사망 연월일
DPT(diphteria, pertussis, tetanus)	디프테리아, 백일해, 파상풍
DR(dermatology)	피부과

D/S(discharge)	퇴원
DTR(deep tendon reflex)	심부건 반사
DT's(delirium tremens)	진전 섬망
DVT(deep venous thrombosis)	심부정맥혈전
DW(dextrose in water)	포도당
Dx(diagnosis)	진단

E

ECC(endocervical curettage)	경관내소파
ECG, EKG(electrocardiogram)	심전도검사
ECMO(extra-corporeal membrane oxygenation)	체외막 산소화법
EDD(estimating date of delivery)	분만예정일
EDH(epidural hematoma)	경막외혈종
EEG(electroencephalography)	뇌파검사
EKG(electro-cardiogram)	심전도
ENT(ear, nose and throat ; otorhinolaryngology)	이비인후과
EPS(electrophysiologic study)	전기 생리학적 검사
ER(emergency room)	응급실
ERG(electroretinogram)	망막전도
ESR(erythrocyte sedimentation rate)	적혈구 침강속도
EUG(excretory urography)	요로조영술
EUS(endoscopic ultrasound)	내시경적 초음파 검사
EVL(esophageal varices ligation)	식도정맥류결찰

F

FAS(fetal alcohol syndrome)	태아 알코올 증후군
FBS(fasting blood sugar)	공복 시 혈당

FH(family history)	가족력
FHS(fetal heart sound)	태아심음
FM(family medicine)	가정의학과
FSH(follicle stimulating hormone)	난포자극 호르몬
Fx(fracture)	골절
G	
GA(general appearance)	전반적 외모
GAD(generalized anxiety disorder)	범불안장애
GBS(gallbladder series)	담낭촬영
GCS(glasgow coma scale)	글레스고 혼수척도
GERD(gastroesophageal reflux disease)	위식도 역류질환
GFR(glomerular filtration rate)	사구체 여과율
GFS(gastrofiberoscopy)	위내시경 검사
GGT(gama glutamyl transferase)	γ-글루타민 전이효소
GI tract(gastrointestinal tract)	위장관
GI(gastrointestinal)	위장
GIF(growth hormone inhibiting factor)	성장호르몬 억제인자
GIFT(gamete intra fallopian transfer)	생식세포 난관내 이식
G/P(gravida / para)	임신력, 출산력
GP(gestational period)	재태기간
GS(general surgery)	일반외과
GT(group therapy)	집단 치료
GTT(glucose tolerance test)	당내성 검사
H	
Hb(hemoglobin)	혈색소

HBO(hyperbaric oxygenation)	고압 산소요법
HBV(hepatitis B virus)	B형 간염 바이러스
hCG hormone(human chorionic gonadotrophic hormone)	
	융모성선자극호르몬
Hct(hematocrit)	적혈구용적(헤마토크릿)
HCVD(hypertensive cardiovascular disease)	고혈압성 심혈관 질환
HD(heart disease)	심장병
HD(hemodialysis)	혈액투석
HDL(high density lipoprotein)	고밀도 지단백
Hgb(hemoglobin)	헤모글로빈
HHD(hypertensive heart disease)	고혈압성 심장질환
HIVD(herniated intervertebral disc)	추간판 탈출
HOF(height of fundus)	자궁저부 높이
HPL(human placental lactogen)	태반락토겐
HPV(human papilloma virus)	유두종 바이러스
HRT(hormone replacement therapy)	호르몬 대체요법
hs(hour of sleep)	취침 시
ht(height)	신장, 키
HTN(hypertension)	고혈압
HTVD(hypertensive vascular disease)	고혈압성 혈관질환
hx(history)	병력
I	
IBS(irritable bowel syndrome)	과민성 장증후군
ICF(intra cellular fluid)	세포내액
ICH(intracerebral hemorrhage)	뇌내출혈

ICP(intracranial pressure)	두개내압
ICS(intercostal space)	늑간
ICU(intensive care unite)	중환자실
IDDM(insulin dependent diabetes mellitus)	인슐린 의존형 당뇨병
IIOC(incompetent internal os of cervix)	자궁경관무력증
I & O(intake and output)	섭취와 배설
IOP(intraocular pressure)	안압
IPD(intermittent peritoneal dialysis)	간헐적 복막투석
IPPB(intermittent positive pressure breathing)	간헐적 양압호흡법
IPR(inter personal relationship)	대인상호관계
IQ(intelligence quotient)	지능지수 또는 지능계수
IUD(intrauterine device)	자궁내 장치
IUFD(intrauterine fetal death)	자궁내 태아사망
IUGR(intrauterine growth retardation)	자궁내 태아성장지연
IUP(intrauterine pregnancy)	자궁내 임신
IVF(in virtro fertilization)	시험관 수정
K	
KUB(kidneys, ureters, bladder)	신장, 요관, 방광
L	
LA(left atrium)	좌심방
Lab(laboratory)	실험실
LBW(low birth weight)	저체중 출생아
LDH(lactic dehydrogenase)	유산탈수소효소
LDL(low density lipoprotein)	저밀도 지단백
LEEP(loop electrodiathermy excision procedure)	루프 전기소작 절제술

LFT(liver function test)	간기능 검사
LGA(large for gestational age)	과체중 출생아
LH(luteinizing hormone)	황체 호르몬
LMP(last menstrual period)	최종 월경 시작일
LOC(level of consciousness)	의식수준
LPR(light pupil reflex)	동공반사
L/S ratio(lecithin/sphingomyelin ratio)	레시틴/스핑고마이엘린 비율
LTB(laryngo tracheo bronchitis)	후두기관기관지염
LUQ(left upper quadrant)	좌상복부
LV(left ventricle)	좌심실

M

MAC(mid arm circumference)	중간 팔 둘레
MAO(monoamine oxidase)	모노아민 산화효소
MAP(mean arterial pressure)	평균혈압
MCH(mean corpuscular hemoglobin)	평균적혈구혈색소량
MD(mid-day)	정오
MDD(major depressive disorder)	주요 우울장애
MDI(manic-depressive illness)	조울증
MDI(metered-dose inhaler)	계량 흡입기
MH(marital history)	결혼력
MI(myocardial infarction)	심근경색증
MMR(mumps, measles, rubella)	볼거리, 홍역, 풍진
MMSE(mini mental state examination)	간이정신상태검사
MN(mid-night)	자정
MR(mental retardation)	정신지체

MRI(magnetic resonance imaging)	자기공명 영상
MS(mitral stenosis)	승모판 협착증
MSE(mental status examination)	정신상태검사
N	
NEC(necrotizing enterocolitis)	괴사성 대장결장염
NG tube(NGT)(nasogastric tube)	비위관
NICU(newborn intensive care unit)	신생아 집중 치료실
NIDDM(non-insulin dependent diabetes mellitus)	인슐린 비의존형 당뇨병
NP(neuropsychiatry)	신경정신과
NPO(nothing by mouth)	금식
NSR(normal sinus rhythm)	정상적인 동음
NST(non stress test)	무자극 검사
NSVD(normal spontaneous vaginal delivery)	정상질식분만(자연분만)
NU(neurology)	신경과
O	
OA(osteoarthritis)	골관절염
OBGY(obstetrics & gynecology)	산부인과
OCD(obsessive-compulsive disorder)	강박장애
OCT(oxytocin challenge test)	옥시토신 반응검사
OD(oculus dexter ; right eye)	오른쪽 눈
OM(otitis media)	중이염
OMD(OMS)(organic mental disorder)	기질적 정신장애
op(operation)	수술
OPD(out patient department)	외래
OPH(ophthalmology)	안과

OR(operating room)	수술실
OS(oculus sinister ; left eye)	왼쪽 눈
OS(orthopedic surgery)	정형외과
OU(oculus unitas ; both eye)	양쪽 눈

P

P(pulse)	맥박
PAC(premature atrial contraction)	심방성 조기수축
PAP(pulmonary artery pressure)	폐동맥압
Pap smear(papanicolaou smear)	파파니콜로 도말검사(세포진 검사)
PAT(paroxysmal atrial tachycardia)	발작성 심방빈맥
pc(after meals)	식후
PCNA(percutaneous needle aspiration biopsy)	폐생검
PD(peritoneal dialysis)	복막투석
PD(personality disorder)	인격장애
PDA(patent ductus arteriosus)	동맥관개존증
P/E(physical examination)	신체 검진
PED(pediatrics)	소아과
PEG(pneumoencephalography)	기뇌조영술
PET(positron emission tomography)	양전자 단층촬영술
PFT(pulmonary function test)	폐기능 검사
PH(past history, personal history)	과거력
PID(pelvic inflammatory disease)	골반내 감염
PJC(premature junctional contraction)	방실결절성 조기수축
PJT(paroxysmal junctional tachycardia)	발작성 방실결절성 빈맥
PKU(phenylketonuria)	페닐케톤뇨증

PMA(psychomotor activity)	정신운동 활동
PMP(previous menstrual period)	마지막 월경 이전의 월경일
PMS(premenstrual syndrome)	월경전 증후군
PO(pass out)	외출하다
post op(post operation)	수술 후
PPN(peripheral parenteral nutrition)	말초의 비경구영양
PPROM(preterm premature rupture of membrane)	양막파열이 임신 37주 전에 발생한 상태
P.R.(physical restraint)	물리적 억제
pre op(pre operative)	수술 전
prep(preperation)	준비
PRL(prolactin)	프로락틴(유즙생성 호르몬)
PROM(premature rupture of membrane)	조기파막(임신 37주 이후에 발생하는 조기파막)
PS(plastic surgery)	성형외과
PS(precaution about suicide)	환자가 자살할 우려
PSVT(paroxysmal supraventricular tachycardia)	발작성 상심실성 빈맥
PT(physical therapy)	물리치료
pt(patient)	환자
PT(prothrombin time)	프로트롬빈 시간
PTBD(percutaneous transhepatic biliary drainage)	경피적 횡간의 담낭 배농
PTH(parathyroid hormone)	부갑상샘 호르몬
PTSD(post traumatic stress disorder)	외상 후 스트레스장애
PVC(premature ventricular contraction)	심실성 조기수축

Q

qd(quaque die(라틴) ; every day)	매일
qh(quaque hor(라틴) ; every hour)	매시간
qid(quater in die(라틴) ; four times a day)	하루 4번

R

R(respirations)	호흡
RA(rheumatoid arthritis)	류머티즘 관절염
RBC(red blood cell)	적혈구
RD(radiology)	방사선과
RDA(recommended dietary allowance)	영양권장량
Rec(recommendation)	(치료적)권고
REM(rapid eye movement)	급속안구운동
RM(rehabitational medicine)	재활의학과
RN(registered nurse)	등록 간호사
ROM(range-of-motion)	관절 가동범위
RR(recovery room)	회복실
RUQ(right upper quadrant)	우상복부

S

SA node(sinoatrial node)	동방결절
SAH(subarachnoid hemorrhage)	지주막하 출혈
SBS(small bowel series)	소장촬영
SDH(subdural hematoma)	경막하 혈종
SFD(small for date)	저체중출생아
SGA(small for gestational age)	저체중 출생아
SIDS(sudden infant death syndrome)	유아돌연사 증후군

SLE(systemic lupus erythematosus)	전신홍반루프스
SOB(shortness of breath)	가쁜 호흡
Sol(solution)	용액
SOS(if there is need)	위급 시
SOW(sips of water)	물을 조금씩 마시는 것
SP(suicidal precaution)	자살우려
SPR(schizophrenia)	정신분열병
SR(seclusion room)	격리실
SVC(superior vena cava)	상대정맥
Sx(symptom)	증상, 증후
SxH(sexual history)	성력
T	
T(temperature)	체온
TA(traffic accident)	교통사고
T&A(tonsillectomy and adenoidectomy)	편도선 절제술과 아데노이드 절제술
TB(tuberculosis)	폐결핵
TCA(trichloroacetic acid)	유두종 바이러스 감염 치료제
TCA(tricyclic antidepressant)	삼환계 항우울제
TEE(transesophageal echocardiogram)	식도초음파, 심방조영술
TIA(transient ischemic attack)	일과성 뇌허혈 발작
tid(three times a day)	하루 세 번
TO(telephone order)	전화로 한 의학적 지시
TPN(total parenteral nutrition)	총비경구 영양
TPR(temperature, pulse, respirations)	체온, 맥박, 호흡
TSH(thyroid stimulating hormone)	갑상샘 자극호르몬

TST(triceps skinfold thickness)	삼두근 피부 주름 두께
TVH(total vaginal hysterectomy)	질식 자궁절제술

U

UA(urine analysis)	요검사
UGI Series(upper gastrointestinal series)	상부위장촬영
UR(urology)	비뇨기과
URI(upper respiratory infection)	상기도 감염
URO(urology)	비뇨기과학
USG(ultrasonography)	초음파검사
UTI(urinary tract infection)	요로감염
UVL(ultraviolet light)	자외선

V

VB insufficiency(vertebrobasilar insufficiency)	척추뇌저부전
VDRL(venereal disease research laboratories)	매독진단검사
VF(visiting free)	자유롭게 면회가능
VHD(valvular heart disease)	심장판막질환
VLBWI(very low birth weight infant)	극소저체중아
VO(verbal order)	구두지시
VS(vital signs)	활력징후
VSD(ventricular septal defect)	심실중격결손

W

WBC(white blood cell)	백혈구
WNL(within normal limits)	정상범위내
WR(watching room)	손상 우려 환자 보호실
Wt(weight)	체중

단원학습문제

A 다음의 각 질환에 대한 용어의 약어를 쓰시오.

1. 급성 림프성 백혈병 ( )
2. 기초체온법 ( )
3. 관상동맥질환 ( )
4. 중추신경계 ( )
5. 심폐소생술 ( )
6. 뇌척수액 ( )
7. 퇴원 ( )
8. 심전도 ( )
9. 응급실 ( )
10. 공복시 혈당 ( )
11. 위내시경검사 ( )
12. 혈색소 ( )
13. 유두종 바이러스 ( )
14. 과민성 장증후군 ( )
15. 중환자실 ( )
16. 간기능검사 ( )
17. 심근경색증 ( )
18. 자기공명영상 ( )
19. 금식 ( )
20. 수술실 ( )

B 다음의 각 질환에 대한 약어의 풀네임과 그 뜻을 쓰시오.

1. AGE ( )
2. GTT ( )
3. IOP ( )
4. OA ( )
5. SR ( )
6. USG ( )
7. URI ( )
8. VHD ( )
9. RA ( )
10. SAH ( )

정답

A.

1. ALL
2. BBT
3. CAD
4. CNS
5. CPR
6. CSF
7. D/S
8. EKG
9. ER
10. FBS
11. GFS
12. Hb
13. HPV
14. IBS
15. ICU
16. LFT
17. MI
18. MRI
19. NPO
20. OR

B.

1. acute gastroenteritis, 급성위장염
2. glucose tolerance test, 당내성검사
3. intraocular pressure, 안압
4. osteoarthritis, 골관절염
5. seclusion room, 격리실
6. ultrasonography, 초음파검사
7. upper respiratory infection, 상기도감염
8. valvular heart disease, 심장판막질환
9. rheumatoid arthritis, 류머티즘 관절염
10. subarachnoid hemorrhage, 지주막하출혈

〈참고문헌〉

1. 김광환, 김귀영, 김원, 김현이, 송애랑, 이정애 · 임남구 · 임복희 · 임윤수 · 조혜영 · 최은미 공저, 「의학용어」, 수문사, 2011

2. 윤인숙 · 김광환 · 김지숙, 「의학용어」, 고문사, 2009

3. 박현숙 · 조현 · 김대진 · 유진영 · 이재홍 · 장철 공저, 「의학용어」, 계축문화사, 2012

4. Juanita J. Davies, 「의학용어」, 정담미디어 : 학지사, 2012

5. 홍수민 외, 「(필수) 치의학용어」, 북샘출판사, 2012

6. Charlin. M. Dofka, 「치의학용어」, 고문사, 2010

7. 송애랑, 「알기 쉽게 풀이한 의학용어」, 아카데미아, 2010

8. 김선영 · 정미영, 「쎈 의학용어」, 보문각, 2010

9. Davi-Ellen Chabner, 「새 의학용어」, 범문에듀케이션, 2011

10. 지제근, 「지제근 의학용어사전」, 아카데미아, 2009

집필진

_ 정추영

- 전) 서라벌대학 강사
- 전) 부산디지털대학교 강사
- 전) 춘해보건대학 겸임교수
- 부산대학교 간호대학 강사

인정심의회

- 감수기관 수원여자대학교

시도교육청

서울특별시교육청에서 인정 · 승인을 하였음.

의학용어

2012년 8월 31일 초판
2026년 1월 9일 발행

편저자 · 정 추 영
발행자 · 이 종 소
발행처 · 은하출판사

주 소 · 서울시 서초구 강남대로 97길 49-3(은하빌딩)
등록번호 · 제2-200호(1974. 7. 22)
대표전화 · (02)540-6181(대)
FAX · (02)540-6183
http : //www.eunhapub.co.kr
e-mail : eunha@eunhapub.co.kr

ISBN 978-89-316-8605-0 93510

값 10,000원

※ 이 책은 (도서출판)은하출판사가 저자와의 계약에 따라 발행한 것이므로, 본사의 서면 동의 없이는 어떠한 형태나 수단으로도 이 책의 내용을 이용하지 못합니다.